AF313184

DE LA
RÉFORME DES QUARANTAINES,

MÉMOIRE

ADRESSÉ

A SA MAJESTÉ CHARLES-ALBERT,

ROI DE SARDAIGNE, ETC. ETC.,

PAR

L.-A. GOSSE, M.-D.

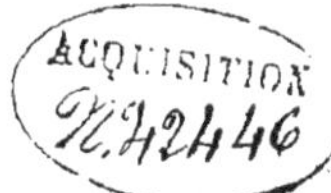

Tiré de la Bibliothèque Universelle de Genève.

GENÈVE,

IMPRIMERIE FERD. RAMBOZ, RUE DE L'HOTEL-DE-VILLE, 78.

Novembre 1842.

Tc. 50
Tc. 30

DE LA

RÉFORME DES QUARANTAINES.

Sire,

Admis en 1840 à l'honneur de présenter mes hommages à Votre Majesté, j'eus l'avantage de lui exposer mes idées sur la réforme des quarantaines maritimes. J'insistai en particulier sur la nécessité de réduire à 14 ou 15 jours les quarantaines de peste, à 6 jours celles de fièvre jaune, à quelques heures la purification des marchandises, par le moyen d'une chaleur sèche élevée, ou de l'eau de mer ; et Votre Majesté, empressée à saisir tout ce qui peut être utile à ses sujets et à l'humanité, daigna m'écouter avec bienveillance, en m'engageant à lui donner des preuves de ce que j'avançais.

Encouragé par de semblables témoignages d'intérêt de la part de Votre Majesté, désireux surtout de mériter son auguste approbation, je me suis occupé dès lors de réaliser ces projets de réforme, et c'est avec confiance que j'ose me permettre de lui offrir le résumé de mes recherches et de mon travail.

Je suis parti du principe que les lois quarantenaires, adoptées depuis 300 ans en Europe, sont incomplètes ou exagérées ; qu'elles sont parfois basées sur des faits mal observés ou sur une routine aveugle ; qu'elles ne sont point à la hauteur des progrès qu'ont faits les sciences médicales ; enfin que, tout en ne rendant qu'un service souvent équivoque sous le rapport sanitaire, elles sont en désharmonie avec les besoins actuels de la société, ou les intérêts du commerce.

Pour le prouver je me fonde :

1° Sur l'ignorance où l'on a été jusqu'à ce jour des lois générales de la contagion ; d'où est résulté l'absence de données relatives à la formation des principes contagieux, aux conditions de leur développement et de leur existence, et aux moyens de les prévenir ou de les combattre.

2° Sur la confusion établie entre les divers principes contagieux, et qui fait que l'on a appliqué mal à propos à toutes les maladies contagieuses les mêmes lois de quarantaine.

3° Sur le vague qui règne dans le langage médical, sous le rapport de la contagion et de l'incubation, des endémies, des épidémies, et des contagions épidémides.

De là les interminables discussions sur les maladies contagieuses et infectieuses, de là l'incertitude sur la durée réelle de l'incubation, de là l'adoption de mesures quarantenaires souvent opposées au but qu'on se proposait.

4° Sur l'observation imparfaite de la peste, en particulier de son mode de propagation, de sa marche et de ses terminaisons, d'où est résultée la difficulté de régler judicieusement les moyens propres à prévenir ou à modérer le développement de cette maladie.

5° Enfin sur l'existence d'une foule de préjugés médicaux à l'époque où ont été établies les premières lois de quarantaine, et qui ont été détruits peu à peu, sans qu'on ait songé à modifier les lois qui s'y rattachaient.

Quant au premier point, je crois être arrivé dès 1823 à la solution la plus vraisemblable du problème, et j'ai fait connaître en 1825, dans un Mémoire publié plus tard [1], la loi qui paraît présider au développement des principes contagieux, et qui est la suivante : « *Toute maladie, pour devenir contagieuse, doit présenter des accidents inflammatoires sur les surfaces*

---

[1] *Des maladies rhumatoïdes.* Mémoire communiqué à la Société Helvétique des Sciences naturelles, séante à Soleure, le 27 juillet 1825 ; 1 vol. in-8°. Genève et Paris, **1826**.

du corps en communication avec l'atmosphère. Cette loi tend à mettre d'accord les contagionistes et les anticontagionistes, elle fournit de plus les moyens de prévenir la reproduction du principe contagieux chez l'individu malade, et par conséquent permet d'étouffer dès leur début les maladies contagieuses. — J'ai cherché à prouver que les principes contagieux peuvent se développer spontanément sous certaines conditions spéciales ; que leur composition chimique se rapporte à celle des substances organiques animales ; qu'ils possèdent une existence indépendante, et qu'ils suivent ainsi les lois générales de la vitalité. — Après avoir développé leur mode d'action, j'ai établi les circonstances qui les favorisent, les affaiblissent ou les détruisent. — J'ai ensuite précisé les conditions, qui favorisent ou non l'introduction dans le corps du principe contagieux, et j'ai démontré la nécessité d'admettre une prédisposition individuelle du système nerveux, qui s'accompagne constamment d'un affaiblissement temporaire ou permanent de l'énergie vitale, pour expliquer les anomalies que présente ce phénomène. — L'examen des effets de l'habitude m'a permis d'aborder plusieurs questions intéressantes sous le rapport des influences contagieuses. — Les modifications introduites dans l'économie animale par l'action des principes contagieux et les influences réciproques de ces principes suivant la nature de leur origine, m'ont aussi fourni les moyens de régler l'application de la faculté préservatrice que l'on reconnaît à quelques-uns d'entre eux.

Quant au deuxième point, j'ai distingué les principes contagieux qui se présentent sous forme fixe de ceux qui apparaissent sous forme volatile ; les premiers ne s'introduisant en général qu'à la surface de la peau et à la naissance des membranes muqueuses, ou par inoculation sous l'épiderme ; les seconds, pouvant pénétrer par la bouche et par le nez jusqu'à la surface des membranes muqueuses internes, pour agir de là directement sur les centres nerveux. — J'ai prouvé que, parmi les principes contagieux, il en est qui se présentent constamment sous forme fixe (la syphilis, la gale, etc., etc.), ou sous forme volatile (la fièvre jaune, le choléra asiatique, le typhus, la scarlatine, etc., etc.); d'autres qui prennent tantôt le caractère fixe, tantôt le caractère volatil (la peste, la variole, etc., etc.), et j'ai fait remarquer qu'il est des principes contagieux qui de nos jours sont constamment fixes, mais qui à une époque antérieure étaient tantôt fixes, tantôt volatils (la syphilis, la lèpre), si du moins l'on doit s'en rapporter aux auteurs de l'époque ; enfin j'ai rappelé que, parmi les principes contagieux volatils, il paraîtrait qu'il en est de plus ou moins légers, de plus ou moins volatils, et que le même principe contagieux devient plus ou moins volatil, suivant son degré d'activité et certaines conditions atmosphériques. — J'ai, en outre, fait observer que l'incubation des principes contagieux fixes est constamment plus prolongée que celle des principes contagieux volatils. — D'où j'ai conclu que les diverses maladies contagieuses ne sauraient être soumises aux mêmes lois de quarantaine, et que les mesures quarantenaires doivent même varier suivant les changements de forme que peuvent subir quelques-unes d'entre elles.

Quant au troisième point, j'ai cherché à régler la valeur du mot *contage*, en bornant cette expression *au principe morbide qui mis en contact, sous forme fixe ou volatile, avec la surface de la peau ou des membranes muqueuses, ou bien qui, introduit accidentellement en dessous de cette surface, détermine dans le corps des accidents maladifs identiques, ou semblables, à ceux qui lui avaient donné naissance.* — J'ai désigné par le nom de *virus* ceux des contages qui se présentent sous forme solide ou liquide, et par celui de *miasmes contagieux*, ceux qui sont volatils. J'ai réservé l'expression *d'infection* à l'influence délétère qu'exercent sur l'économie animale certaines substances altérées, ou un air vicié par des émanations nuisibles non contagieuses. — La détermination de ce qu'on doit entendre par *endémies*, *épidémies* et *contagions épidémides*, a découlé de ces premières données, et m'a indiqué la marche à suivre dans l'adoption des diverses mesures sanitaires. — Enfin, pour être conséquent à la valeur des termes, j'ai limité la durée de la phase latente de la maladie connue sous le nom d'incubation, *au temps qui s'écoule entre l'introduction primitive du contage, et la première apparition des symptômes maladifs quelconques*, tandis que plusieurs pathologistes l'étendent jusqu'au moment de l'apparition des symptômes caractéristiques de la maladie contagieuse spéciale. — Dès lors s'aplanissent les difficultés qui se sont élevées entre les contagionistes et les infectionistes, dès lors cessent aussi quelques-unes des incertitudes qui pouvaient entraver la fixation des quarantaines.

Relativement au quatrième point, l'étude de la peste que j'ai faite avec soin en Grèce pendant les années 1827 et 1828 [1], m'a permis de démontrer jusqu'à l'évidence la contagiosité de cette maladie, sous les deux formes virulente et miasmatique, et de m'assurer que, suivant l'introduction du contage pestilentiel par la peau, ou par la bouche et le nez, l'incubation ou les symptômes maladifs présentent une marche très-différente dans les deux cas. J'ai pu, en conséquence, appliquer à cette maladie un traitement plus rationnel, je l'espère, qu'on ne l'avait fait jusqu'à ce jour, et les succès que j'ai obtenus sont venus appuyer la rationalité de ce traitement, ainsi que des mesures complémentaires que j'avais adoptées. — Les documents que j'ai recueillis sur l'origine de la peste et de la fièvre jaune, m'ont en outre facilité l'explication des anomalies apparentes qu'offrent ces maladies en dedans ou en dehors du lieu de leur naissance, et m'ont permis de déterminer plus exactement la valeur de certaines patentes sanitaires.

Quant au cinquième point, qui se rattache à tous les autres, j'ai signalé, à l'exemple de plusieurs écrivains modernes, quelques-uns des préjugés qui ont présidé à l'établissement des lois quarantenaires actuelles, ou qui en favorisent la conserva-

---

[1] Voyez *Relation de la peste en Grèce*. Paris, 1838.

tion, et j'ai réclamé à ce propos la réforme des abus dans l'intérêt même de la santé publique. J'ai prouvé, en particulier, que la méthode adoptée dans les lazarets de Livourne, de Gênes, etc., etc., pour la purification des balles de coton et de laine, était ou tout à fait illusoire, ou des plus inhumaines, et les directeurs de ces lazarets n'ont pu en disconvenir.

Ces diverses lois, ainsi que plusieurs autres qui en sont les corollaires, appuyées de faits et d'autorités, ont servi de base à un Mémoire sur les maladies contagieuses et épidémiques, dont je m'empresserai de faire hommage à Votre Majesté, dès qu'il sera complétement rédigé.

Résumant les faits principaux et avérés qui doivent servir de base aux lois quarantenaires, applicables surtout à la peste et à la fièvre jaune, nous trouvons :

1° Que la peste est endémique dans la Basse-Egypte, vers l'embouchure du Nil, et que dans cette localité, où elle prend naissance spontanément sous l'influence de diverses causes extérieures, il se peut qu'elle ne soit pas toujours contagieuse, mais qu'en dehors de ce rayon elle se propage constamment avec des caractères contagieux.

2° Que la fièvre jaune, endémique en Amérique, offre les mêmes phénomènes que la peste, quant à la contagiosité, en dedans et en dehors de l'endémie.

3° Qu'en outre l'une et l'autre de ces maladies peuvent ou ne peuvent pas reproduire leur principe contagieux, suivant la loi générale de contagion que j'ai établie plus haut, c'est-à-dire, suivant qu'elles présentent ou non des réactions inflammatoires, condition indispensable à la reproduction du contage [1].

---

[1] C'est par cette raison que toute circonstance qui empêche le développement de la réaction inflammatoire s'oppose à la reproduction du principe contagieux, et c'est parce que les contages n'ont pas eu le temps de se reproduire, que les individus foudroyés par les miasmes de la peste ou de la fièvre jaune ne propagent pas la contagion, quoique les accidents aient été très-violents, tandis qu'une maladie, moins brusque et moins grave en apparence, développe plus facilement le principe contagieux.

4° Que le contage de la peste est tantôt virulent, tantôt miasmatique ; qu'il se présente ordinairement sous la première forme dans les cas les moins graves, chez les individus isolés, en plein air, dans les saisons froides ou sèches, et dans l'intervalle des contagions épidémides (peste sporadique, peste des pauvres), et qu'il est en général importé en Europe sous cette forme, à l'aide des effets ou des marchandises, ou par le fait des malades atteints de peste en route, mais qu'il devient miasmatique et se conserve sous cette forme, surtout dans les lieux où il n'y a pas de renouvellement d'air, où existent des agglomérations d'individus malades, et sous certaines conditions atmosphériques.

5° Que le contage de la fièvre jaune est toujours miasmatique, et qu'il est importé en Europe, surtout par le moyen d'individus malades ou d'un air non renouvelé dans l'intérieur des bâtiments, plus rarement par son adhérence ou sa condensation à la surface, et dans les pores des vêtements ou de certaines marchandises.

6° Que le contage de la peste sous forme miasmatique, et le miasme de la fièvre jaune, ne sont pas volatils au même degré ; celui de la peste est plus pesant, d'où résulte que la peste se présente moins souvent que la fièvre jaune sous forme de contagion épidémide.

7° Que les contages de la peste et de la fièvre jaune peuvent se conserver intacts pendant un temps plus ou moins long en dehors du corps humain, à la surface de certaines substances poilues ou poreuses (substances contumaces [1]), dans un air non renouvelé, ou dans une température égale et moyenne entre 0 et 25 degrés Réaumur. Cette faculté est très-marquée dans la peste virulente, beaucoup plus faible pour le miasme de la fièvre jaune.

8° Que les contages de la peste et de la fièvre jaune peuvent être en contact immédiat avec le corps, sans pour cela y

[1] Voyez sur cette expression la note de la page 110.

pénétrer de suite nécessairement, et qu'excepté peut-être dans quelques cas où l'activité de ces contages est très-grande, il faut presque toujours admettre la coopération de la prédisposition individuelle. Il est donc absolument nécessaire d'isoler tout à fait le corps des individus suspects, soit des substances contumaces et surtout de leurs vêtements, soit de l'air qui pourrait contenir les miasmes contagieux, et en même temps de soumettre le corps à des lavages ou à des bains, avant de fixer l'époque présumable où commence l'incubation de ces contages. (Voyez, à la fin de ce mémoire, Documents n° 1.)

9° Que la durée de l'incubation du virus pestilentiel, établie d'après cette règle, n'est que de 12 jours dans les cas les plus prolongés, et que celle du miasme pestilentiel ne va pas au delà de 5 jours dans les cas ordinaires. (Voy. Documents n° 2.)

10° Que la durée de l'incubation des miasmes de la fièvre jaune, d'après cette même règle, ne s'étend pas au delà de 4 jours. (Voyez Documents n° 3.)

11° Que l'activité des contages de la peste et de la fièvre jaune est favorisée par l'influence concomitante d'une température élevée, de l'humidité, et vraisemblablement de l'électricité atmosphérique, par des variations brusques du froid au chaud et du sec à l'humide, par un traitement intempestif, ainsi que par l'agglomération des malades dans un air non renouvelé.

12° Que leur activité est en revanche diminuée par la sécheresse continue, une température basse, le renouvellement d'air, certaines conditions d'électricité atmosphérique, l'isolement des malades, un traitement rationnel, etc., etc. La température basse, au-dessous de 0° Réaumur, va même jusqu'à suspendre la contagiosité, s'il ne la détruit pas, surtout lorsqu'elle alterne brusquement avec une température élevée.

13° Que les contages de la peste et de la fièvre jaune sont détruits par l'exposition prolongée au grand air, ou par un renouvellement actif et constant de l'air, par une chaleur sèche qui dépasse 40° Réaumur, par l'immersion ou le séjour dans l'eau bouillante, dans l'eau de mer, par divers agents chimiques, et peut-être par une simple pression mécanique[1]. Le premier de ces moyens, quoique pouvant être d'une application plus générale que les autres, offre l'inconvénient de nécessiter un emploi assez prolongé, pour s'assurer de la destruction complète des contages, et des locaux abrités très-vastes pour sa mise à exécution. Les agents chimiques ont contre eux d'altérer certaines substances contumaces, mais ils sont indiqués pour la destruction des miasmes, là où le renouvellement de l'air est difficilement applicable. La chaleur sèche élevée, en particulier portée à 70° Réaumur, ainsi que l'eau salée, donnent un résultat plus généralement satisfaisant, sous le rapport de la promptitude, de la facilité et de l'économie (voyez Documents 4, 5, 6 et 9), et cela sans altérer les substances contumaces (voyez Documents n° 7). Si l'influence de la compression sur les contages se confirme, elle contribuera aussi à accélérer la purification des ballots de marchandises (voyez Documents n° 8 et 9).

14° Que si l'isolement complet des malades entre eux diminue l'activité des contages de la peste et de la fièvre jaune, et par conséquent leur chance de contagiosité, si surtout cet isolement est reconnu avantageux comme préservatif dans la contagion virulente de la peste, il ne faut pas trop s'y fier dans la contagion miasmatique. En particulier les mesures d'isolement quarantenaire, les cordons sanitaires, etc., etc., sont souvent insuffisants, et par conséquent plutôt nuisibles dans les cas où la fièvre jaune se présente sous forme de contagion épidémide dans les grandes populations agglomérées. La dispersion de ces populations est un moyen plus sûr, dans ce cas, d'arrêter les progrès du fléau.

Cela posé, et convaincu que je suis que pour que les lois de quarantaine soient efficaces, il faut qu'elles soient strictement

---

[1] La mort, en éteignant la vie des malades, paraît également éteindre la vitalité de certains contages, car les cadavres dans la peste et dans la fièvre jaune, ne communiquent plus la maladie, une fois lavés et refroidis.

exécutées, que dans ce but elles ne doivent point porter le cachet de l'arbitraire, ni être trop vexatoires ; convaincu, d'autre part, comme je l'ai dit, que les lois quarantenaires maritimes actuellement existantes présentent ces défauts, et que sans donner plus de sécurité sous le rapport de la santé publique, elles nuisent à l'industrie et au commerce, je propose de leur substituer, *dans les quarantaines de la Méditerranée,* les règles générales suivantes :

Pour les individus, venant des Echelles du Levant ou de l'Afrique, sur des bâtiments avec patente brute, et pour les personnes qui auraient été en contact avec des malades suspects ou des pestiférés.

Si ce sont des *bâtiments de commerce,* qu'ils aient ou non des marchandises contumaces à bord, la quarantaine de rigueur pour les personnes sera de 14 ou 15 jours, en la datant de l'époque où, ayant été débarquées dans le lazaret, elles auront cessé d'être en communication quelconque avec les malades, les effets ou les marchandises contumaces, et en particulier du moment où, après leur avoir ôté leurs vêtements et fait prendre un bain de mer, on leur aura remis de nouveaux vêtements quarantenaires. Les hommes de l'équipage qui resteront à bord, ne commenceront cette quarantaine de rigueur, que lorsque tous les effets ou marchandises contumaces seront débarqués, que l'intérieur du bâtiment sera nettoyé et purifié, qu'ils se seront baignés, qu'ils auront endossé de nouveaux vêtements quarantenaires, et qu'ils seront établis sur le pont, préalablement lavé avec de l'eau de mer. Les contumaces seront visités à leur débarquement, et tous les jours de la quarantaine, par le médecin du lazaret. S'il se manifeste parmi eux des accidents de maladie suspecte, les individus qui en seront atteints seront aussitôt placés isolément dans l'infirmerie du lazaret, et si les accidents sont ceux de la peste, le gardien ou autres personnes qui auront été en contact avec les malades subiront une nouvelle quarantaine de 14 jours, après avoir été préalablement baignés dans l'eau de mer, avoir endossé de nouveaux vêtements quarantenaires, et avoir été transportés dans un autre local. — Les vêtements, effets, marchandises, et le bâtiment même seront soumis aux mesures de dépuration indiquées plus tard. — Si la peste a éclaté à bord d'un bâtiment pendant la traversée, les malades seront isolés immédiatement et placés dans un endroit dont l'air soit constamment renouvelé (sur le pont, par exemple, si l'espace et le temps le permettent). — Le local qui aura servi aux malades sera convenablement purifié. En cas de mort, le cadavre sera immédiatement jeté à la mer avec ses hardes et sa literie. A terre le cadavre sera également plongé dans l'eau de mer ou dans une eau chlorurée, et ne sera enterré que lorsqu'il sera complétement refroidi. Ses vêtements et sa literie pourront être purifiés par l'eau de mer, à moins qu'on ne préfère les livrer aux flammes. — La durée de la quarantaine pour les convalescents sera réglée sur la persistance ou la cessation des sécrétions ou des excrétions morbides contagieuses, et on ne négligera pas de prescrire des bains tièdes salés vers sa terminaison.

Les *bâtiments de l'État* qui, quoique ayant touché à un port du Levant ou de l'Afrique où règnerait la peste, n'y auraient embarqué ni débarqué personne, et n'y auraient reçu aucun papier, ni effets, ni vivres, sans les avoir préalablement purifiés, sous la responsabilité des capitaines, pourront être immédiatement reçus en libre pratique, s'il s'est écoulé 6 jours depuis leur départ du lieu infecté, s'il ne s'est manifesté à bord, dans cet intervalle, aucun cas de maladie suspecte, et qu'ils n'aient communiqué directement avec aucun bâtiment suspect. — Si ces bâtiments ont communiqué avec le lieu infecté, et ont débarqué des gens de leur équipage, mais que les capitaines, sous leur responsabilité, aient eu soin, avant de leur permettre la rentrée à bord, de leur faire enlever leurs vêtements, de les faire baigner et de leur donner des vêtements propres en rentrant, que de plus les vêtements ou autres effets, papiers, aliments, animaux embarqués, etc., etc., aient été purifiés avant le départ, on pourra retrancher de leur quarantaine de rigueur de 14 ou 15 jours, le nombre des jours de navigation qui se sont écoulés depuis leur départ du dernier lieu infecté jusqu'à leur arrivée, pourvu que dans la traversée ils n'aient eu aucune communication directe avec des bâtiments suspects, et qu'il ne soit survenu à bord aucun accident de maladie suspecte. — Dans les cas contraires, les bâtiments de l'état seront soumis à la quarantaine de rigueur, et aux mêmes règles sanitaires que les bâtiments de commerce.

Pour les individus venant des Echelles du Levant ou de l'A-frique, sur des bâtiments avec patente suspecte.

Si ce sont des *bâtiments de commerce*, la quarantaine de rigueur des personnes sera aussi de 14 ou 15 jours, lorsque ces bâtiments auront embarqué des effets ou des marchandises contumaces, provenant de pays sous patente brute et suspecte. — S'ils n'ont embarqué aucune marchandise contumace, ou si leurs marchandises contumaces proviennent de pays en libre pratique, et que les capitaines au moment du départ et sous l'inspection des consuls résidants, aient pris pour les passagers et les équipages les précautions indiquées pour les bâtiments de l'état, en même temps que les effets ou hardes auront continué d'être aérés sur le pont pendant la traversée, la quarantaine de rigueur de 14 ou 15 jours, sera diminuée pour les personnes suivant la règle établie ci-dessus pour les bâtiments de l'état, à moins que dans la traversée ils n'aient eu des communications directes avec des pays ou des bâtimens suspects, et qu'il ne se soit manifesté à bord des accidents de maladie suspecte, dans quel cas la quarantaine de rigueur sera exécutoire. — Toutefois, si la patente est fort suspecte, quoique les bâtiments de commerce n'aient embarqué que des marchandises non contumaces ou provenant de pays en libre pratique, qu'ils soient restés au moins 15 jours en route, et qu'ils n'aient eu dans cet intervalle aucune communication ni aucune maladie suspecte, on fera subir aux passagers et aux équipages de ces bâtiments une quarantaine d'observation de 4 à 5 jours, pendant laquelle on purifiera de nouveau leurs hardes et leurs effets. Le tout sous la responsabilité des capitaines ou des propriétaires de ces bâtiments.

Les *bâtiments de l'état* avec patente suspecte, seront soumis aux mêmes règles que ceux qui naviguent avec patente brute, seulement le minimum de 6 jours ne sera pas exigé.

Pour les individus venant des Echelles du Levant et de l'Afrique, sur des bâtiments avec patente nette.

Si ce sont des *bâtiments de commerce* qui n'aient embarqué aucune marchandise contumace, ou qui n'aient admis que des marchandises contumaces provenant de pays en libre pratique, et qui n'aient eu en route aucune communication suspecte, ni présenté aucun cas de maladie suspecte, les passagers et les équipages seront reçus en libre pratique, même lorsque la traversée aurait duré moins de 15 jours. Dans le cas contraire ils seront soumis à la quarantaine de rigueur. Par des raisons analogues, si, par une circonstance quelconque, ces bâtiment sont embarqué des marchandises contumaces provenant de pays sous patente brute ou suspecte, et qu'ils n'aient pratiqué aucune purification préalable, ils seront soumis aux règles de la patente brute ou suspecte.

Les *bâtiments de l'état* jouiront à plus forte raison de droits semblables sous les mêmes restrictions.

Pour les individus venant d'Amérique, sur des bâtiments avec patente brute, et pour ceux qui auraient été en contact médiat ou immédiat avec des malades atteints de fièvre jaune.

Si ce sont des *bâtiments de commerce*, la quarantaine de rigueur des personnes sera de 6 jours, en ayant soin d'user préalablement des mêmes précautions que dans la peste, pour ce qui concerne les bains et le *spoglio* [1]. Quant à l'équipage qui reste à bord, cette quarantaine ne commencera que du jour où les marchandises auront été débarquées et où l'intérieur du bâtiment aura été ventilé ou fumigé dans toutes ses parties pendant 24 heures. S'il y a eu des malades ou des morts de fièvre jaune à bord dans la traversée, l'aération et les fumigations du bâtiment se prolongeront jusqu'à 48 heures, et la quarantaine de l'équipage s'exécutera sur le pont, pendant laquelle l'intérieur du bâtiment continuera d'être ventilé. — S'il se manifeste quelque cas de fièvre jaune durant cette quarantaine, on en recommencera une nouvelle à dater de cet accident, en insistant sur les fumigations ou sur la ventilation, et en ayant soin préalablement d'isoler les malades, de changer de nouveau les vêtements, ou de baigner dans l'eau de mer équipage et passagers.

Les *bâtiments de l'Etat* qui, quoique ayant séjourné dans un port d'Amérique où régnerait la fièvre jaune, auront eu soin, en embarquant les hommes de l'équipage, de les soumettre au spoglio et au bain de mer, et de n'admettre à bord aucune marchandise ni substance contumace, sans purification préalable, qui, dans la traversée, auront eu la précaution de ventiler ou de fumiger les diverses parties du bâtiment, ainsi que les effets et hardes de l'équipage, qui n'auront communiqué directement pendant la traversée avec aucun bâtiment suspect, et qui n'auront eu à bord aucune maladie suspecte, le tout sous la responsabilité des capitaines, seront admis de suite en libre pratique. En cas contraire, ils seront soumis à la quarantaine de rigueur de 6 jours.

Pour les individus venant d'Amérique, sur des bâtiments de commerce avec patente nette.

Que ces bâtiments aient ou non à bord des marchandises contumaces, ils seront tout de suite admis en libre pratique, ainsi

[1] Le *spoglio*, dans les lazarets de la Méditerranée, signifie l'échange de toutes les hardes suspectes, contre de nouveaux vêtements qui n'ont point été exposés à la contagion.

que leurs effets et marchandises, pourvu que dans la traversée
ils n'aient eu aucune communication directe avec des bâtiments
suspects, et qu'ils n'aient eu à bord aucune maladie, ni aucune
mort suspecte.

*Pour les effets, vêtements ou marchandises contumaces venant
du Levant ou de l'Afrique, sous patente brute ou suspecte,
et susceptibles d'être altérés par l'eau ou les agents chimiques, tels que cotons, laines, étoupes, chanvre, lin, soies,
pelleteries, toiles, chiffons, étoffes, draperies, plumes, papiers, couleurs, cuirs verts et travaillés, galons, crins,
enveloppes contumaces, etc., etc.*

Ils seront soumis dans une étuve à une température sèche
de 70 degrés Réaumur, 87 centigrades, 189 Fahrenheit,
pendant 24 heures au plus lorsqu'ils seront en ballots, ou
pendant 6 heures au plus lorsqu'ils seront déployés. — Si
l'influence dépurative de la simple pression se confirme,
les ballots soumis à la presse hydraulique seront par ce fait
considérés comme purifiés intérieurement, et par conséquent
on ne leur appliquera la chaleur sèche que pendant 6 heures,
comme pour les marchandises déployées ou les simples enveloppes. — Le *sciorino* [1] préalable sera supprimé. — Quant aux
lettres et papiers écrits, on préférera également la simple chaleur sèche élevée ou le passage à travers la flamme, à l'immersion dans l'eau acide et à l'exposition à des vapeurs chlorurées
ou sulfureuses, d'autant plus que ces derniers moyens altèrent
quelquefois la texture du papier ou certaines encres ordinaires,
et qu'ils exigent d'ailleurs l'ouverture des lettres, ce qui n'est pas
à craindre ou n'est pas nécessaire avec la simple chaleur sèche.
L'expérience déterminera les précautions à prendre pour empêcher l'altération des cachets.

[1] On donne le nom de *sciorino* (la sercine) à la mesure qui impose
aux bâtiments l'obligation d'aérer les hardes et effets de l'équipage ou
des passagers quelques jours avant de commencer leur quarantaine.

*Pour les effets, vêtements ou marchandises contumaces venant
du Levant ou de l'Afrique, sous patente brute ou suspecte,
qui ne sont point altérés par l'eau ou les agents chimiques,
tels que cire, éponges, corail brut, etc., etc.*

Ils seront plongés dans l'eau de mer ou dans des eaux acidulées, ou fumigés avec des vapeurs acides ou chlorurées, et y séjourneront pendant 24 heures. Les vêtements et linges de l'équipage ou des passagers contumaces, qui leur seront enlevés au moment du départ d'un lieu infecté ou suspect, avant de monter à bord d'un bâtiment qui veut jouir d'une diminution de la quarantaine, pourront être aussi plongés dans l'eau de mer, à moins qu'on ne préfère les fumiger avec des vapeurs chlorurées ou sulfureuses, ou les exposer à une chaleur sèche de 70° R., dans un petit appareil établi *ad hoc* en dehors des bâtiments. — On continuera de passer les monnaies, les légumes, les viandes, etc., dans l'eau de mer, l'eau vinaigrée ou même dans un courant d'eau fraîche et pure.

Les animaux vivants, après avoir été préalablement soumis à des lavages ou à des bains, soit dans l'eau de mer, soit dans une eau chlorurée, pourront être également livrés immédiatement en libre pratique.

*Pour les effets, vêtements ou marchandises contumaces venant
d'Amérique, sous patente brute ou suspecte.*

On en agira de même que pour les précédents ; mais le séjour dans la température sèche de 70° R. ou dans l'eau de mer, ou dans les vapeurs acides, sera diminué de moitié pour les marchandises déployées ou les enveloppes contumaces, c'est-à-dire qu'on ne le prolongera pas au delà de 3 heures.

Quant aux marchandises non contumaces, mais enveloppées dans des matières contumaces, on prendra les précautions nécessaires pour les isoler de leurs enveloppes, et celles-ci seront traitées selon les règles ci-dessus décrites avant d'être expédiées.

Pour la dépuration des bâtiments.

L'intérieur des bâtiments, après avoir été nettoyé soigneuse-ment dans toutes ses parties, sera, suivant les cas, lavé avec l'eau de mer ou blanchi à la chaux, ou fumigé avec des vapeurs chlorurées ou sulfureuses, ou nitreuses, et dans tous les cas aéré ou ventilé pendant au moins 24 heures. L'eau de la sentine sera renouvelée ou remplacée par une solution de chlorure de chaux ou de soude. — On insistera spécialement sur l'aération et la fumigation de toutes les parties des bâtiments venant de l'Amérique ; le renouvellement et l'épuration de l'eau de la sen-tine seront même exécutés avant l'entrée de ces bâtiments dans le port, lesquels seront isolés des autres dans la quarantaine.

Telles sont les modifications principales que me paraissent devoir subir les règlements sanitaires européens dans les laza-rets de la Méditerranée. J'ajouterai seulement que, pour la pra-tique, ces règlements doivent être rédigés en détail avec assez de soin, afin de laisser le moins possible d'arbitraire à l'admi-nistration chargée de leur mise à exécution, et pour qu'il y ait uniformité de vues et d'application. Par cette raison, il importe de déterminer officiellement ce qu'on doit entendre par *ma-ladie suspecte* et par *communication directe avec un bâtiment suspect*.

La *valeur de la patente* mérite aussi d'être réglée d'une ma-nière plus positive qu'on ne l'a fait jusqu'à ce jour. D'abord la fixation de cette patente devrait émaner dans chaque échelle de l'avis combiné du consul résidant et d'un médecin instruit, assermenté, convenablement rétribué, et spécialement chargé de recueillir les informations officielles sur la santé du pays (le même pouvant être employé aux divers consulats). Ensuite la valeur de la patente devant varier, suivant le point de départ, la nature et la marche des maladies contagieuses existantes, ou suivant les saisons de l'année, chacune de ces conditions devra être bien déterminée pour qu'il n'y ait pas d'équivoque.

Pour l'Egypte, par exemple, siége endémique de la peste, dont le principe contagieux fixe peut se conserver assez long-temps intact dans certaines circonstances, en dehors des malades, les quarantaines d'observation qui ont été établies dans ce pays par le gouvernement actuel de Méhémet-Ali, ne peuvent tout au plus qu'empêcher la réintroduction en Egypte de la peste contagieuse depuis l'extérieur, ou diminuer l'intensité de la maladie lorsqu'elle s'y manifeste sous l'apparence de contagion miasmatique et surtout de contagion épidémide : mais elles n'empêcheront pas la maladie de se reproduire dans la Basse-Egypte, vers l'embouchure du Nil, et de se propager comme contagion virulente au centre d'une population misérable. Par conséquent, la patente qui y est délivrée doit être toujours considérée comme brute ou suspecte (du moins dâns l'état actuel de la science et de la civilisation), malgré la cessation de la contagiosité en dehors du Delta, dans les mois de juin, juillet et août, ou dans les intervalles annuels que présentent quelquefois les contagions épidémides de peste. Il n'en est pas de même des autres contrées de l'Orient et de l'Afrique. Comme la peste n'y est pas indigène, les mesures quarantenaires qui pourront y être adoptées par les gouvernements respectifs sont capables d'en éloigner tout à fait le fléau. On pourra donc admettre pour elles une patente nette, lorsque ces mesures sanitaires auront donné des gages de leur efficacité. C'est ce que l'Autriche vient de faire pour la Grèce, en réduisant les quarantaines de ses provenances à une simple observation de 24 ou 36 heures. C'est fondée en partie sur ce principe que la France a supprimé les quarantaines d'Alger dans les circonstances actuelles.

Quoique certaines parties de l'Amérique puissent être considérées comme le lieu de naissance de la fièvre jaune, le principe contagieux de cette maladie étant toujours volatil et facilement destructible, et les conditions saisonnières annuelles ayant d'ailleurs une influence très-marquée sur son développement et sur sa disparition, les patentes brutes ou suspectes pour la fièvre jaune ne doivent être fixées que sur la présence de la maladie et sur la saison qui est assignée à son apparition. La patente sera nette dans les autres saisons. — L'arrivage dans le midi de l'Europe par une saison froide, même en cas de patente brute ou suspecte, doit aussi modifier les dispositions quarantenaires applicables à cette maladie, etc. [1]

———

A l'effet d'assurer l'exécution rigoureuse des mesures quarantenaires et la séparation complète des diverses catégories de contumaces, ainsi que pour éviter toute contravention, sans nuire au service, ni aux communications journalières entre les contumaces et les individus en libre pratique, enfin pour faciliter la dépuration des marchandises, tout en diminuant les dépenses et les obstacles de construction, je propose, en outre, d'établir auprès d'un port destiné aux bâtiments contumaces un *lazaret sur le plan panoptique rayonnant*, semblable à celui qui existe à Egine, en Grèce, et dont j'ai donné une esquisse dans mon ouvrage sur la peste (*Voy. la planche à la fin du mémoire*).

Dans ce lazaret, *les cours de contumaces* en nombre égal au moins aux jours de la quarantaine de rigueur pour la peste, de 14 par exemple, fournies chacune d'habitations saines et commodes, avec cuisines, latrines, fontaines ou puits, etc., rayonneront autour d'une *cour centrale* en libre pratique, et seront surveillées dans toutes leurs parties depuis *l'édifice d'administration* placé au milieu de la cour centrale. — Chaque cour contumace sera séparée de la cour centrale par une *double grille* qui servira de *parloir*. — Si on le juge convenable, on pourra construire une cour contumace spécialement destinée à l'infirmerie.

[1] La nature du climat en Angleterre et dans le nord de l'Europe entraîne des conséquences analogues.

L'édifice d'administration contiendra, outre l'habitation du directeur et des principaux employés, les bureaux, la cuisine et le vestiaire ; il sera surmonté d'un *observatoire d'inspection*. Le vestiaire renfermera une provision suffisante et bien entretenue de vêtements quarantenaires pour hommes et pour femmes, destinés à remplacer temporairement les vêtements des individus contumaces pendant leur dépuration. Ces vêtements quarantenaires seront nettoyés et purifiés chaque fois qu'ils auront servi. Les bâtiments de l'État ou ceux de commerce pourront être munis d'un vestiaire analogue.

Le lazaret sera environné *d'un double mur d'enceinte*. L'interne suivra le tracé des cours de contumaces et, pour isoler leurs parloirs, fera saillie dans la cour centrale. En outre, comme il faut tenir le terrain des cours sensiblement plus élevé que celui du dehors, si l'on veut en favoriser l'aération et la sécheresse sans nuire à leur isolement, on donnera à l'extérieur de cette première enceinte une hauteur double de celle qu'elle offre en dedans. — Le second mur, beaucoup plus haut que le précédent, en sera séparé par un espace suffisant pour qu'il ne puisse s'établir aucune communication entre eux ; son sommet sera garni de pierres mobiles, afin d'empêcher la fraude, ou bien il pourra être surmonté de guérites, afin d'y établir des sentinelles. Il formera une enceinte continue, qui ne sera percée que de *trois portes* ; l'une communiquant depuis la cour centrale avec le pays en libre pratique, la seconde avec un *débarcadère en contumace*, la troisième avec un *débarcadère en libre pratique*. L'intervalle entre les deux murs, formant une espèce de large fossé, communiquera avec la cour centrale et pourra servir à l'aération de certaines substances contumaces, ou comme *cimetière* et comme *jardin*. Auprès de la porte de terre seront logés le *portier*, les *soldats de garde* et les *sous-employés en libre pratique*. Auprès de la porte communiquant avec le débarcadère contumace seront établis les *parloirs* pour les équipages, un *hangard* pour l'inspection des effets débarqués, les *appareils* pour la dépuration des lettres et des papiers, les *bains de propreté*, enfin les logements des *sous-employés en contumace*.

Du côté de la mer, à la portée des débarcadères, et dans une enceinte contumace séparée, on construira, pour la dépuration par la chaleur, des effets, vêtements et marchandises, *une ou deux grandes tours*, solidement établies, à plusieurs étages, séparés par des planchers grillés. Ces tours seront percées à chaque étage de deux portes opposées pour l'entrée et la sortie des marchandises, et des escaliers extérieurs faciliteront la circulation des employés. Leur sommet sera terminé par une voûte munie de soupiraux. Un foyer de calorifère sera établi dans l'étage souterrain, et un tuyau perpendiculaire, occupant l'axe de la tour, distribuera l'air sec et chaud à tous les étages. Le rez-de-chaussée servira à la dépuration des effets et vêtements. Les marchandises en balles pleines, ou traversées de part en part par des conduits ménagés dans l'emballage, à l'aide de roseaux par exemple, pourront être introduites dans cette espèce d'étuve sans avoir besoin d'être ouvertes, et seront élevées à la hauteur des différents étages à l'aide d'un mécanisme semblable à celui qu'on emploie dans les hôpitaux pour distribuer les vivres. On les introduira par une des portes latérales, et après les avoir déposées sur le plancher grillé, on les soumettra à la chaleur sèche pendant le temps fixé par le règlement, puis on les fera sortir par la porte opposée et on les descendra à l'aide d'un mécanisme analogue à celui qui sera employé pour les monter.

Pour opérer la dépuration des marchandises contumaces qui doivent être plongées dans l'eau de mer, on creusera, non loin des tours, un vaste *bassin* ou *piscine* propre à recevoir l'eau de mer et à la renouveler.

L'appareil pour la dépuration des lettres et des papiers sera construit sous forme d'une petite étuve, à plusieurs compartiments horizontaux et grillés.

Dans chaque parloir on placera des *baquets* avec de l'eau vinaigrée pour la dépuration des monnaies.

On conçoit d'après cela l'importance du nouveau lazaret que je propose d'adopter. Isolement complet des catégories de contumaces et facilité d'en augmenter le nombre sans nuire au plan général de l'établissement. Sécurité plus complète que dans les anciens lazarets pour prévenir les contraventions sanitaires, par suite d'une surveillance centrale, facile, et de tous les moments. Facilité et régularité du service, par la position centrale de l'édifice d'administration. Possibilité de créer des établissements sanitaires sur des terrains d'une surface plus bornée que celle que requièrent les lazarets ordinaires. Economie de construction pour les édifices dépuratoires. Facilité pour le transport et le placement des marchandises. Economie pour les contumaces, en leur permettant de se procurer eux-mêmes les vivres et de faire leur cuisine, s'ils le jugent convenable. Economie pour l'administration, en réduisant le nombre des sous-employés, sans nuire au service. Tels sont les principaux avantages qui en découlent.

Au reste, Mr. Piolti, architecte distingué de Turin, déjà connu par ses travaux appliqués aux maisons correctionnelles, a bien voulu me prêter l'appui de son talent pour établir les plans et les devis d'un modèle de lazaret fondé sur ce principe, et je me fais un devoir de les soumettre à l'examen de Votre Majesté, pour qu'elle puisse en juger avec connaissance de cause [1].

Pour terminer le résumé de mon travail sur les quarantaines maritimes, il me resterait à développer à Votre Majesté ce qui concerne le traitement curatif et préservatif de la peste et de la fièvre jaune, dans ses rapports avec les mesures sanitaires; mais ce serait trop étranger au but actuel, pour que je croie devoir entrer ici dans des détails à ce sujet. Je me bornerai à renvoyer au traitement curatif de la peste que j'ai mis en pratique en Grèce (voyez ma *Relation de la peste*, chap. VI, pag. 116—156), et à rappeler ce que j'ai établi dans les prolégomènes, savoir : *qu'un traitement convenablement dirigé dès*

---

[1] Une partie de ces plans est reproduite dans la planche qui accompagne la publication actuelle. — Voy. aussi la *Note explicative*, p. 110.

le début de ces maladies, en empêchant le développement des accidents inflammatoires, peut empêcher la reproduction du principe contagieux. Ce traitement d'abord perturbateur, puis régulateur, je l'ai mis et vu mettre en pratique, soit dans la peste, soit dans le choléra et le typhus, et des auteurs estimables citent des résultats semblables dans la fièvre jaune. Il est donc destiné à jouer un rôle important dans les mesures sanitaires à adopter, soit pour prévenir la propagation des contages, soit pour diminuer l'intensité des maladies contagieuses et pour détruire ainsi successivement les foyers de contagion.

Il en est de même des conditions accessoires de ce traitement dont j'ai déjà fait mention. L'expérience m'a prouvé que pour diminuer l'intensité des accidents de la peste et par conséquent les chances de contagiosité, il était d'une grande importance, dans les climats chauds ou dans les saisons chaudes et tempérées, de ne pas renfermer les malades dans les chambres, mais de les établir en plein air, sous des tentes ou des abris isolés et ventilés de toutes parts. Cette précaution, sur laquelle j'ai insisté dans les cas de maladie suspecte à bord des bâtiments, devrait être adoptée dans tous les cas de contagion grave et être spécialement introduite dans les infirmeries des lazarets où plusieurs malades peuvent se trouver renfermés, d'autant plus qu'elle offre l'utilité de prévenir le développement du miasme pestilentiel, ou d'en atténuer tellement l'activité, que les garde-malades et les médecins peuvent *sans risques* circuler autour des malades ou leur donner les soins les plus minutieux. Elle offre surtout ce dernier avantage, dans les maladies dont le contage se présente constamment sous forme de miasme, comme dans la fièvre jaune.

Cependant pour plus de sécurité, lorsque la peste est virulente, les garde-malades ou les médecins ne doivent pas négliger de se frotter les parties découvertes, les mains en particulier, avec de l'huile, et de répéter cette onction chaque fois qu'ils devront toucher les malades ; et si la peste est miasmatique, ou que la fièvre jaune soit très-intense, ils pourront aussi avoir l'attention de se couvrir momentanément la bouche et le nez d'une éponge imbibée d'eau et de vinaigre ou d'une eau chlorurée, lorsqu'ils seront forcés de s'approcher de très-près de ces malades graves ou de les manier, surtout si le local où ils se trouvent est étroit et mal aéré, comme il arrive quelquefois à bord des bâtiments de commerce.

De l'exposé succinct que je viens de tracer à Votre Majesté, on peut déduire, ce me semble, les conséquences générales suivantes :

Sous le rapport de la santé publique, les nouvelles mesures quarantenaires offrent toutes les garanties désirables, et elles s'appuient sur des données bien plus rationnelles ou bien plus positives que les anciennes.

Sous le rapport du négoce, elles sont destinées à opérer une révolution dans les transactions commerciales des ports de la Méditerranée et de celui de Gênes en particulier. En effet, quelle épargne immense de temps et de frais lorsqu'on pourra remplacer les quarantaines des personnes qui peuvent s'étendre jusqu'à 30, 40 ou même 80 jours, par des quarantaines de 14 ou 15 jours au plus, et la quarantaine pour les effets et les marchandises, qui peut aller jusqu'à 59 jours, par une dépuration de 24 heures au plus !

Les finances de l'Etat ne pourront qu'y gagner, et ce gain sera positif, puisque en définitive toute la nation profitera des facilités du commerce, et qu'une nation heureuse et florissante est le seul véritable trésor que possède un gouvernement.

Enfin, sous le rapport moral, elles mettront un terme à cette pratique barbare, qui consiste à exposer, de gaîté de cœur et pour quelques centimes, de malheureux ouvriers journaliers aux chances terribles de la contagion, dans l'intérêt *présumé* de la santé publique, et elles préviendront la disposition qu'éprouve naturellement chacun à se soustraire frauduleusement à l'action de lois sanitaires, souvent ridicules et plus ou moins arbitraires ou vexatoires.

Mais les principes dirigeants des lois sanitaires, dont j'ai signalé quelques-uns, ont une portée bien autrement étendue que celle que je viens de leur assigner dans cet exposé. Il ne s'agissait que d'empêcher l'importation en Europe de certains contages étrangers; il nous reste à y puiser les moyens de les détruire dans le lieu de leur origine, ou du moins de restreindre tellement leur sphère d'activité, que les mesures de quarantaine, nécessaires pour le moment, deviennent jusqu'à un certain point superflues par la suite.

La possibilité du résultat que j'annonce découle, suivant moi, de ce qui s'est passé en Europe depuis quatre ou cinq siècles.

Dans le moyen âge, la *lèpre*, introduite de l'Orient en Europe, est devenue l'effroi des populations chrétiennes, témoin le grand nombre de léproseries qui existaient alors. Au treizième siècle, on comptait dans la chrétienté 19,000 de ces établissements. A cette époque la lèpre était assez contagieuse; elle paraissait même se transmettre, sous forme miasmatique et sous forme virulente, par l'intermède de l'haleine, du simple contact des ustensiles ou des vêtements; aujourd'hui elle ne se communique que par le contact entre les membres d'une même famille ou par hérédité. On ne la rencontre que dans quelques localités écartées, sur les côtes de Gênes, dans quelques îles de l'Archipel, en Syrie et en Egypte. Elle est devenue presque inconnue dans la plupart des lieux qu'elle avait ravagés anciennement, surtout dans les régions septentrionales.

La *syphilis*, autre maladie contagieuse qui régnait déjà chez les Juifs à leur sortie d'Egypte, et qui, dit-on, fut également importée de l'Amérique, prit dans le moyen âge une extension et une violence effrayante, au point de devenir contagieuse par miasmes et de se transmettre par l'haleine, ou par les ustensiles, si l'on en juge par les descriptions que nous en ont laissées les auteurs. Eh bien, cette maladie, qui a reparu une dernière fois en 1800, sous forme de contagion épidémide, à Scherlievo en Illyrie, n'est plus que virulente de nos jours et ne se transmet plus par miasmes. Dans le siècle dernier elle offrait encore des accidents très-graves. Dès lors elle s'est insensiblement modérée et ne cause presque plus d'accidents mortels ni des mutilations.

La *variole*, qui tire son origine de l'Arabie ou des contrées voisines, après avoir été introduite en Europe par les Sarrasins, a répandu pendant plusieurs siècles le deuil parmi les populations occidentales et septentrionales. Son intensité, sa malignité en faisaient un fléau non moins redoutable que la peste. Son contage était devenu assez volatil pour prendre fréquemment le caractère de contagion épidémide et infecter l'air de villes entières. Actuellement, quoiqu'elle se soit jusqu'à un certain point acclimatée en Europe, la plupart des contrées du Nord, la Norvége, le Danemark, la Prusse, etc., s'en sont presque affranchies. Dans l'Europe moyenne elle disparaît peu à peu, ou lorsqu'elle s'y manifeste, c'est surtout sous forme virulente et sporadique, et elle ne conserve surtout son caractère de con-tagion volatile que vers le Sud, et là où des populations agglomérées ont négligé, par insouciance ou par préjugé, les ressources que leur offraient la science et la civilisation.

La *peste* même nous offre un phénomène semblable. Née dans l'Orient, elle a pris de l'extension à mesure que les populations se sont accrues, et a émigré avec elles du côté de l'Occident et du Nord. Puis des cataclysmes de civilisation ont augmenté sa violence, au point de lui faire dépasser les bornes de son existence primitive. Quoique originaire d'un pays chaud, elle se déverse, à plusieurs reprises, comme un torrent sur l'Europe barbare et au delà, jusque dans les contrées les plus septentrionales du globe, telles que le Groënland, dont elle anéantit la population. Elle ravage ainsi ces pays pendant plusieurs siècles avec un degré extraordinaire d'intensité et de malignité, et tend pour ainsi dire à s'y acclimater. Son contage, virulent dans le principe, y prend fréquemment l'apparence de miasme et de contagion épidémide. Enfin on parvient à la cerner, à l'éloigner, et elle reprend insensiblement son caractère de peste virulente, tout en se repliant sur l'empire ottoman. Encore n'y reparaît-elle régulièrement que dans certains points, dans quelques grandes villes, ou dans le rayon de l'endémie, et là seulement elle se montre sous forme de contagion épidémide. Ailleurs elle ne fait que des irruptions irrégulières, et même depuis quelques années elle paraît vouloir abandonner Constantinople. L'Egypte, sa patrie, conservera bientôt seule le triste privilége de la posséder en permanence.

Ainsi voilà quatre maladies contagieuses qui ont suivi la même marche, et qui toutes ont eu une tendance à se simplifier et à disparaître. Et quels sont les moyens qui ont opéré ce changement ?

Nous retrouvons partout l'influence de la civilisation et de la science médicale, les progrès de la raison et de l'art de guérir. Ici, des lois quarantenaires pour la lèpre et la peste, qui tirent leur origine des Livres sacrés de Moïse ; là, des règlements de police sanitaire et un traitement plus rationnel pour la syphilis, l'isolement judicieux et la vaccine pour la variole.

Est-il en notre pouvoir d'aller plus loin ? Cela est vraisemblable, car nous possédons les principaux éléments de réussite, et si, en particulier pour la peste, nous ne pouvons faire disparaître toutes les causes d'insalubrité dans son pays natal, nous sommes à même d'en atténuer les effets au point de la rendre inactive, à l'aide de séquestration, d'un traitement curatif judicieux et d'un préservatif analogue à celui qu'on emploie contre la variole. J'ai déjà traité ailleurs le sujet de la séquestration et celui de la meilleure méthode curative ; il me reste à développer ici les principes sur lesquels se base le traitement préservatif.

D'abord nous avons vu que la peste appartient, comme la variole, aux contagions qui sont tantôt virulentes, tantôt miasmatiques, et qu'on peut la faire passer d'une forme à l'autre. — En second lieu, j'ai prouvé que la forme virulente de la peste est infiniment moins grave que la forme miasmatique. — Nous savons, d'autre part, qu'une première atteinte des maladies contagieuses fébriles, quoique virulente, préserve, en général, d'une seconde attaque, ou diminue la gravité des accidents secondaires, en en modifiant les symptômes et la marche. Ainsi, en développant artificiellement et de prime abord une maladie contagieuse fébrile virulente chez un individu, on prévient les attaques subséquentes de ce principe contagieux, même lorsqu'il se présente sous forme miasmatique, ou les conséquences fâcheuses qu'il entraînerait s'il se développait naturellement pour la première fois. Et en multipliant ce genre de traitement préservatif parmi les populations, on a vu s'affaiblir insensiblement chez elles l'activité du contage.

C'est fondé sur ce principe qu'on avait introduit et multiplié l'inoculation de la variole en Europe, et qu'on a essayé l'inoculation de la peste en Orient. Mais l'inoculation de la variole tendait à propager la contagion, et on avait toujours à craindre sa recrudescence dans certaines saisons. L'inoculation de la peste d'homme à homme pratiquée en Egypte par les médecins de l'armée française, et par Valli à Constantinople, offrait le même inconvénient et causait en outre des accidents trop violents pour offrir des avantages réels.

Le génie de Jenner est venu nous montrer la route à suivre pour préserver l'espèce humaine de certaines maladies contagieuses fébriles, en leur substituant des contages virulents analogues, tirés des animaux, de manière à n'offrir aucun danger, et à ne plus propager naturellement de maladie contagieuse. L'expérience a prouvé l'efficacité préservatrice de la vaccine, quoi qu'en disent ses détracteurs, et son utilité pour éloigner la variole d'une nation nous est démontrée par ce qui se passe dans quelques pays du nord de l'Europe, où l'on en a généralisé la pratique. La théorie, en nous donnant la clef de ce phénomène, nous permet également d'en faire une application à la peste.

Lorsque la peste règne dans l'espèce humaine, sous forme de contagion épidémide, divers animaux, tels que les chiens et les bœufs, etc., sont en même temps attaqués de charbons et de bubons, symptômes d'une maladie analogue. Cette maladie des animaux se trouve donc, à l'égard de la peste chez l'homme, dans les mêmes rapports que la vaccine des vaches et la clavelée des moutons, à l'égard de la variole, et il y a tout lieu de supposer qu'inoculée chez l'homme, elle ne causerait que des accidents locaux bien moins violents que ceux de la peste humaine, qu'elle fournirait un préservatif contre les attaques subséquentes de cette maladie, et qu'elle ne développerait elle-même aucune maladie naturellement contagieuse d'homme à homme.

Dans tous les cas, c'est une expérience qui mérite d'être essayée, et qui pourrait l'être plus facilement en Egypte que partout ailleurs (sur des condamnés à mort par exemple). Il faudrait se servir pour cela, non pas de la sanie des charbons, mais du pus provenant d'un bubon en suppuration arrivé à maturité et recueilli sur un animal herbivore si possible. On pratiquerait l'inoculation à l'aide d'une ou deux piqûres sous l'épiderme à l'intérieur des cuisses, de manière à ne pas intéresser les gros vaisseaux sanguins, mais seulement les vaisseaux lymphatiques superficiels. On aurait soin, de plus, de choisir pour cette opération le moment de la saison le plus favorable, et de soumettre le patient à un régime plutôt rafraîchissant, ainsi qu'à l'influence d'un air pur et renouvelé. Si l'opération ne réussissait pas d'abord, il ne faudrait pas se décourager, car nous voyons que le virus vaccin recueilli sur la vache et inoculé directement chez l'homme, ne réussit pas non plus toujours, et qu'il faut souvent répéter cette vaccination primitive.

De même aussi, en admettant que l'action du virus pestilentiel tiré des animaux fût un peu trop vive, il y aurait un moyen d'en diminuer l'intensité, en laissant le pus exposé à l'air pendant une heure ou deux, l'expérience ayant démontré que lorsqu'on se sert pour l'inoculation de la variole d'un virus varioleux exposé à l'air, son activité est diminuée et que les accidents sont plus locaux.

Si le résultat de l'opération est favorable, alors rien n'empêchera qu'on ne propage ce genre de vaccination pestilentielle d'homme à homme parmi les habitants de l'Egypte ou chez les étrangers qui se proposent d'y séjourner, et la peste, quoique endémique dans ce pays, ne trouvant plus de pâture ni de moyen de se reproduire, s'éteindra naturellement sous forme contagieuse.

Un pareil résultat, Sire, doit être l'objet de tous les vœux. Déjà Son Altesse Impériale le Grand-Duc de Toscane, à qui j'ai communiqué mes vues, a daigné me faire espérer sa coopération, et Votre Majesté, en contribuant à sa réalisation, s'acquerra de nouveaux titres à la reconnaissance de l'humanité.

Le même préservatif ne s'applique pas, il est vrai, à la destruction des maladies contagieuses miasmatiques, telles que la fièvre jaune, le choléra, le typhus, etc., car leur contage ne pouvant être virulent ne peut s'inoculer; mais on peut leur opposer la séquestration des premiers malades, le traitement curatif rationnel, la dispersion des populations agglomérées, l'influence d'une charité active ou d'une instruction judicieuse, et surtout les mesures d'hygiène publique que l'on emploie avec tant de succès pour combattre ou prévenir les fièvres graves qui règnent dans quelques localités, en particulier dans les pays marécageux ou dans les villes populeuses. C'est un sujet qui exige trop de développements pour être traité d'une manière convenable dans le Mémoire actuel.

J'ai l'honneur d'être,

Sire,

avec le plus profond respect,

de Votre Majesté,

le très-humble et très-obéissant serviteur,

L.-A. GOSSE, M.-D.

Turin, 14 février 1842.

DOCUMENTS N° 1[1].

Importance du spoglio, des lavages ou des bains, et du renouvellement de l'air.

Plus on réfléchit au rôle important que jouent *la prédisposition individuelle et l'habitude*, sur l'introduction plus ou moins facile dans le corps des principes contagieux, et à la faculté qu'ont ces principes d'adhérer aux substances poilues ou rugueuses, de se condenser dans les substances poreuses, ou de séjourner dans un air non renouvelé sans qu'ils éprouvent de décomposition pendant un temps plus ou moins long, plus on doit être convaincu de la nécessité absolue d'enlever leurs vêtements aux individus suspects, de laver ou de baigner leurs personnes, et de les sortir d'une atmosphère méphitique, avant de fixer l'époque de l'incubation des contages, et par conséquent celle où doit commencer la quarantaine des contumaces.

Ainsi nombre de faits nous prouvent que des personnes isolées, et même des corps de troupes, ont pu transmettre une maladie contagieuse d'une maison à l'autre ou d'un pays à l'autre, à l'aide de leurs vêtements et de leurs effets, sans être atteints eux-mêmes de cette maladie, ce qui prouve que le contage a dû rester adhérent à ces vêtements, sans subir de décomposition et sans pouvoir pénétrer dans le corps des individus qui en étaient les porteurs. On a vu de même fréquemment des individus vivre habituellement dans un air chargé de miasmes contagieux, sans en être affectés, et des individus étrangers y succomber immédiatement à leur entrée.

Quelquefois ce n'est qu'au bout d'un temps plus ou moins long, et lorsque le corps est prédisposé à recevoir le contage,

---

[1] Je m'empresse de signaler ici l'obligeance extrême avec laquelle Mr. le comte Græberg de Hemsö et Mr. Coletti père, docteur en droit, m'ont facilité les moyens de recueillir divers de ces documents en mettant à ma disposition leurs bibliothèques pendant mon séjour à Florence.

que cette absorption a lieu, et ce n'est qu'alors que commence la période d'incubation.

D'autre part, les bains ou les lavages, surtout avec de l'eau de mer, favorisent cette absorption si elle doit avoir lieu, et abrégent la période d'incubation. C'est encore un fait incontestable.

Donc l'enlèvement des vêtements quelconques, les lavages ou les bains du corps, et la soustraction de l'air qui renferme les miasmes contagieux, peuvent seuls nous donner l'assurance de l'époque où le contage a pénétré dans le corps, qu'il soit fixe ou volatil, si plus tard l'individu qui s'y est exposé tombe malade. C'est sur ce principe qu'est fondé le *spoglio*, pratique déjà mise en vigueur anciennement chez les Vénitiens, adoptée dans presque tous les lazarets pendant près de deux siècles, recommandée par tous les auteurs contagionistes de quelque poids, et abandonnée vers la fin du siècle dernier, on ne sait pour quelle raison, dans la plupart des établissements sanitaires.

Dans les actes du lazaret de Livourne, on trouve que le spoglio y était pratiqué en 1612, et que dès lors il a continué d'y être mis en usage d'année en année, jusque vers 1785. Après avoir dépouillé les contumaces de leurs vêtements, on leur en faisait prendre d'autres (vestiti di terra), et grâce à cette précaution ils obtenaient souvent une diminution de leur quarantaine. Les patrons et les secrétaires des navires avaient surtout le privilége, après le changement d'habits, d'être admis en libre pratique pour faciliter la vente de leurs cargaisons.

Une lettre de Livourne, en date du 7 novembre 1785, nous apprend la cessation de cette pratique. Il y est dit : « *Non e opinione piu estranea ed insieme pericolosa e inutile quanto a far cambiare di veste ai quarantinanti, precauzione ormai rigettata da tutti i dipartimenti di sanita regolati da massime originate dal buon sense e dalla ragione.* »

En l'an 1721 on ne recevait que tout nus les passagers dans

le lazaret de Cagliari en Sardaigne. Dans le règlement de 1755 du lazaret de Trieste, il était stipulé, chap. 5, § 8 : « *I passa-gieri, il capitano, o il padrone e lo scrivano, se voranno spogliarsi nudi e rivestirsi con abito e adobbi di pratica, gli sia fatta grazia di cinque giorni di contumacia, con amme-tersi a libera pratica cinque giorni avanti il termine della quarantina imposta al bastimento.* »

Puis dans le § 85 du règlement de 1769, on commence à y déroger comme suit : « *Modificando l'art. 35 del cap. 13 del generale regolamento di sanita, disponghiamo che i soli capi-tani, padroni, scrivani, o passagieri di bastimenti procedenti con patente nette i quali volessero permutarsi di abiti, possino e dovino godere il benefizio di esenzione di cinque giorni, del qual benefizio vogliamo escluse dette persone procedenti con patente brute o tocca; con ulteriore dischiarazione che il capitano, o padrone, o scrivano dall istesso bastimente netto, non possino esser ambi ammessi all indicato benefizio per non lasciarlo alla custodia del solo equipaggio.* »

La même chose avait eu lieu dans le lazaret de Marseille; et plus tard on est allé jusqu'à y soutenir, que, lorsque les hom-mes du bord ainsi que les passagers gardaient leurs habits, il y avait une garantie, quand les uns et les autres ne tombaient pas malades.

Et cependant le père Maurice, qui avait eu une expérience immense dans les pestes de Toulon et de Gênes, avait insisté sur le spoglio pour fixer la durée de la quarantaine.

Mead, en Angleterre, recommandait également le spoglio et les lavages chez les individus convalescents de la peste.

Chenot, l'auteur des règlements sanitaires autrichiens de 1785, soutenait que si l'on permettait à un homme nu de sortir d'une ville pestiférée, il ne pourrait donner la peste à personne.

Fodéré, en posant les bases des lois quarantenaires en cas de peste, dit formellement : « que les individus qui seront reçus dans la quarantaine se dépouilleront, à l'entrée de la barrière, de tous leurs vêtements pour en prendre de neufs, et qu'ils prendront un bain, ou que du moins ils seront lavés par tout le corps. » Ailleurs il remarque : « qu'il est vraisemblable que les nations qui vont nues sont moins susceptibles de maladies contagieuses, et c'est sans doute sur cette expérience qu'est fondée la pratique de quelques navigateurs, d'obliger les personnes du bord qui tombent malades d'une maladie douteuse, à se dépouiller et à rester nues dans leurs chambres, ce qui n'est pas sans utilité pour leurs compagnons de voyage. » (Médecine légale, t. II.)

La pratique du spoglio a repris, avec raison, faveur dans le siècle actuel. Elle est mise depuis longtemps en usage dans les quarantaines de terre russes. Les individus contumaces sont examinés nus par le médecin. Tous sont soumis à un parfum de chlore, ils doivent se dépouiller de leurs vêtements et en endosser de nouveaux ; s'ils sont riches, ils s'en procurent du pays, s'ils sont pauvres, ils se servent des vêtements du lazaret qui sont offerts à chacun sans rétribution et neufs. (Voy. Lorinser. Ueber die Pest des Orients, etc. Berlin 1837, pag. 385.)

Dans la peste de Corfou et de Céphalonie, le docteur Tully a insisté sur le spoglio et sur les bains de mer chez des centaines de suspects, et jamais l'incubation de cette maladie ne s'est prolongée au delà de 7 jours, jamais la contagion ne s'est propagée au delà dans le reste du pays. (Voyez History of the plague, etc., etc. London 1821.)

Le spoglio a été aussi admis par l'Autriche dans les quarantaines du Danube, et dernièrement encore à Trieste on vient d'abaisser les quarantaines d'Egypte et de Grèce, sous la condition expresse du spoglio et du bain.

Et qu'est-il résulté de la négligence portée dans la précaution de changer les vêtements contumaces, ou l'air contagieux ? C'est qu'elle a favorisé souvent la propagation des contages en dehors des lazarets, et qu'elle a été en particulier l'origine des interminables discussions soulevées pour la fixation des quarantaines. En effet il n'a plus été possible, dans ce cas, d'assigner de limites à l'incubation des contages de la peste et de la fièvre jaune, non plus qu'à la durée de leurs quarantaines.

Aussi Dimmerbroek, dans la peste de Nimègue, a-t-il été porté à admettre une incubation de 3 mois, chez un seigneur qui avait perdu de la peste son frère et sa sœur, sans prendre aucune précaution sanitaire après leur décès.

Le docteur Valli, dans la peste de Smyrne, parle d'une vieille femme qui, après avoir quitté sa maison, où s'était introduit le principe contagieux, se retira dans un autre lieu, loin du commerce des personnes suspectes, et fut prise de la peste le quarantième jour ! Or cette femme, ayant conservé ses hardes et n'étant pas sortie de l'atmosphère contagionée de la ville, se trouva dans le même cas, malgré son isolement, que si elle était restée constamment au milieu des pestiférés ; et comme à son âge l'absorption cutanée était ralentie, il est probable que ce ne fut que plusieurs jours après sa séquestration que le contage put être absorbé. Par conséquent on ne peut tirer de ce fait la conclusion que l'incubation de la peste avait duré 40 jours.

Il en est de même de l'histoire du chevalier de Rosenfeld, qui s'enferma en 1816, à Constantinople, dans l'hôpital grec des pestiférés, et qui après s'être frotté les mains et les bras avec le pus des bubons des pestiférés, ne fut cependant attaqué de la peste que 22 jours après ! Rien ne prouve, en effet, que cette friction eût occasionné la maladie, et que l'incubation du contage eût duré 22 jours, et il est plus que probable que l'absorption du contage a eu lieu plus tard, d'autant mieux que de Rosenfeld ne se lava point, ne changea pas d'habits, continua de vivre et de dormir dans une atmosphère pestilentielle, et que sa maladie commença par être générale et non locale.

Les mêmes irrégularités s'étaient présentées en Grèce pendant que la peste y régnait en 1828 (voyez ma Relation de cette peste, chap. 3, pag. 74 et suivantes), et lorsque je remontai à la source, je trouvai que dans tous les cas ces exceptions tenaient à ce qu'on n'avait pas isolé les malades, et surtout qu'on n'avait pas pratiqué le *spoglio*.

Enfin, l'année dernière les journaux français (Journal du Commerce du 14 octobre 1841) ont cité deux faits, communiqués à l'Académie des sciences de Paris par le consul de France à Malte, et dont l'un semblerait prouver une incubation de peste de 16 jours. Mais ici, comme ailleurs, où les auteurs font mention d'une incubation prolongée, on avait négligé d'isoler les individus de leurs effets contumaces, et l'on n'avait point pratiqué le spoglio, ni administré des bains ou des lavages. Dès lors ces faits extraordinaires ne peuvent jouir d'aucune valeur.

Ce que je viens de dire pour la peste s'applique à la fièvre jaune.

Tout nous prouve que la durée de son incubation est très-courte, et cependant il ne manque pas d'auteurs qui, négligeant les précautions sanitaires qui font le sujet de ces documents, n'ont pas reculé devant des suppositions gratuites.

Tels sont, entre autres, les cas cités dans l'ouvrage du Dr Robert (Observations sur la fièvre jaune importée de Malaga à Pomégue et au lazaret de Marseille en septembre 1821. Brochure in-8, Marseille 1822). Il y est fait mention d'un bâtiment danois, capitaine Mold, qui, parti le 26 août 1821 de Malaga, où la fièvre jaune avait été apportée de Barcelone, arriva à Pomégue le 7 septembre après avoir perdu un matelot et présentant un second malade. Il fut placé dans le port de quarantaine au milieu de 15 autres bâtiments, et sur une même ligne. Le 8 septembre, le temps étant chaud, humide et lourd, il ouvrit ses écoutilles, d'où s'échappa une vapeur délétère fétide, qu'on ressentit aussitôt sur les autres bâtiments voisins, dont quatre ne tardèrent pas à en éprouver les effets. Sur 25 individus qui tombèrent évidemment malades sous l'influence de ces émanations contagieuses, la plupart ne présentèrent qu'une incubation de 1 à 4 jours. Quatre seulement auraient manifesté une incubation de 6 à 15 jours. Mais il est à remarquer, d'après le rapport officiel, qu'à l'exception du capitaine Mold, les autres bâtiments n'avaient point pratiqué de dépuration complète de l'air dans l'intérieur, et qu'on n'avait fait exécuter aucun spoglio, aucun bain, chez les gens de l'équipage ou chez les gardes.

On retombe ainsi dans l'incertitude sur l'époque précise où aurait commencé l'incubation dans 4 malades, et on ne peut en tirer aucune conclusion sur la prolongation de sa durée; seulement ce fait a de l'importance en prouvant que, dans les ports de quarantaine, les bâtiments atteints ou suspects de fièvre jaune, doivent être isolés des autres, et que la purification de ces bâtiments doit commencer avant leur entrée dans le port.

Des réflexions semblables nous sont suggérées par les cas de fièvre jaune que cite le docteur Rush de Philadelphie, et dont l'incubation aurait duré 16 jours. Ce médecin ayant fait ses observations dans une ville où la maladie régnait sous forme de contagion épidémide, et où par conséquent l'atmosphère entière était saturée de miasmes contagieux, il n'est plus possible de spécifier l'époque où avait commencé l'incubation.

L'incubation de fièvre jaune relatée par Mr. Moreau de Jonnès, dans sa *Monographie historique et médicale de la fièvre jaune des Antilles*, etc., etc. *Paris* 1820, ne supporte pas davantage un examen rigoureux. L'auteur cherche à prouver que cette incubation dura 28 jours, à dater du jour de l'embarquement, sans tenir compte de l'influence contagieuse de l'air des bâtiments, de l'absence du spoglio, et de la prédisposition de l'individu, qui pouvait fort bien n'avoir contracté la maladie que beaucoup plus tard, quoique sous l'action journalière de l'air vicié contenu dans l'intérieur des navires.

DOCUMENTS N° 2.

Preuves de la durée de l'incubation du contage pestilentiel.

Tous les auteurs qui ont étudié la peste sur les lieux, ceux surtout qui ont tenu compte de l'isolement absolu et du spoglio complet avant de commencer les quarantaines d'observation, s'accordent à fixer le maximum de l'incubation à 12 jours, ou à considérer les quarantaines de 14 à 15 jours comme suffisantes.

Dans les premiers temps, les Vénitiens n'avaient sans doute admis qu'une incubation de courte durée, puisque leur quarantaine des suspects n'était alors que de 10 jours; et lorsqu'ils la fixaient à 40 jours, ils ne l'appliquaient qu'aux convalescents, chose bien différente. Ce n'est que plus tard, et par un abus, qu'on appliqua aux suspects la quarantaine des convalescents.

Il ne faut pas non plus oublier qu'en 1731 l'intendance de Marseille ne faisait subir que 18 jours de quarantaine aux passagers venant de Constantinople, sur un bâtiment avec chargement susceptible, mais sous patente nette. A cette époque même, les passagers venant d'Alger sous patente nette ne faisaient que 12 jours de quarantaine, si le chargement n'avait aucune partie susceptible. Ce règlement fut changé en 1734, et on décida que les passagers feraient généralement la même quarantaine que les navires, sans que cette décision fût motivée dans le registre des délibérations.

Sennert, sans insister sur le spoglio, n'admettait qu'une incubation de 8 à 14 jours (Voy. Prax, lib. VI, part. 3, cap. 3, et lib. IV, cap. 3).

Marsilius Ficinus, sous les mêmes conditions, considérait la quarantaine de 14 jours comme un maximum suffisant.

Félix Platerus (Prax. Tract. 2, cap. 2) et Fabrice Hildanus (Centur. II, Obs. 34) fixaient l'incubation de la peste à 7 jours.

Le célèbre Louis Settala, à Milan, avait même abaissé la quarantaine à 3 ou 7 jours au plus, vraisemblablement parce qu'il n'avait égard qu'à l'action du miasme pestilentiel.

Paul Zacchias, archiatre à Rome, était du même avis que Settala; cependant pour les personnes pauvres (*extremæ paupertatis et miseria laborantes*) il conservait une quarantaine de 15 jours, indépendamment du spoglio et du lavage des habits.

Le docteur Russel qui, vers la fin du siècle dernier, avait étudié la peste à Alep avec un soin remarquable, affirme qu'il est rare de voir l'incubation de cette maladie durer plus long-temps que 10 jours.

Howard, qui s'était borné à l'étude de la peste dans les lazarets, ne pensait pas cependant que l'incubation de la peste miasmatique se prolongeât au delà de 48 heures.

Déjà en 1773, sur les représentations du docteur Canestrini (Pestis diagnosis), l'empereur Joseph II avait abrégé de moitié les quarantaines autrichiennes.

Chenot (Tractatus de peste; Viennæ 1766 et 1798) qui, plus que personne, avait eu l'occasion d'étudier la peste sur les frontières de l'Autriche, considérait cette incubation comme très-courte, et c'est d'après son avis qu'en 1785 on baissa les quarantaines de terre à 10 jours pour la patente suspecte. Il admit, il est vrai, une quarantaine de 20 jours pour la patente brute ou dans les cas de peste, mais ce fut un sacrifice aux opinions adoptées alors. Cette loi a continué de régir les quarantaines de terre autrichiennes jusque dans ces derniers temps.

Mertens (Pestis Moscuæ; Observ. Med., part. II, pag. 110) dit que la plupart des enterreurs dans la peste de Moscou, au nombre de 1000, ne prenant aucune précaution, étaient attaqués après une incubation de 4 ou 5 jours (« *Plerosque quarto vel quinto die ægrotare incepisse ab inspectoribus relatum accepi*»), ce qui nous rappelle l'action prompte du miasme pestilentiel.

Franz von Schraud (Geschichte der Pest in Sirmien in den

Jahren 1795 et 1796. Pesth 1801) affirme, d'après des tables faites avec soin dans la peste de Sirmia, que l'incubation se terminait chez la plupart dans la première semaine, chez quelques-uns dans la seconde; seulement dans 2 ou 3 cas, elle parut durer jusqu'au 14e ou au 17e jour, mais chez ces derniers on n'avait pas pris toutes les précautions pour s'assurer du début de l'incubation.

Le docteur Enrico di Volmar, qui a résidé 14 ans en Egypte et qui est remarquable par son exactitude, cite quinze observations détaillées de peste miasmatique où l'incubation n'a jamais été au delà de 4 jours (Abhandlung der Pest. Berlin 1827).

Le docteur Pugnet, qui a étudié avec soin la peste en Syrie et en Egypte, pendant l'occupation française, et qui donne des directions sur l'établissement des quarantaines dans un ouvrage intitulé, *Mémoire sur les fièvres de mauvais caractère du Levant et des Antilles*, fixe (page 107) la quarantaine des suspects à 15 jours, ce qui porte l'incubation à environ 12 jours.

Le Père Maurice de Toulon, dans son Traité de la peste (Trattato politico da praticarsi nei tempi di peste; Genova, 1661), dit, pag. 127 et 128, que pendant une pratique de 20 ans et plus, après avoir fait faire le spoglio et avoir fait laver le corps du suspect avec de l'eau et du vinaigre, il a toujours vu l'incubation de la peste ne pas passer le 15e jour avant que les symptômes généraux ou locaux se fussent manifestés. Or, il faut remarquer qu'en parlant des symptômes du début, il cite comme accidents locaux non-seulement les charbons, mais aussi les bubons, ce qui doit faire reporter le début des accidents à 3 jours en arrière, c'est-à-dire au 12e jour de l'incubation, vu que les bubons, lorsqu'ils ne sont pas précédés de charbons, le sont toujours de symptômes généraux, et qu'au temps des grandes épidémies de l'époque cette succession des symptômes était loin d'être connue.

Elle ne l'était pas même en 1828, lorsque j'étudiai la peste en Grèce, et c'est ce qui fit qu'on crut découvrir un cas d'incubation dont la durée avait été de 16 jours, malgré le spoglio et les lavages. Le fait se passait dans la quarantaine de Proïna, aux portes de Nauplie. Un certain nombre de familles suspectes y furent soumises soigneusement, et à plusieurs reprises, au spoglio et aux bains de mer. Quatorze individus tombèrent malades en quarantaine. Chez treize d'entre eux l'incubation dura de 1 à 10 jours; mais cette période parut se prolonger jusqu'au 16ᵉ jour chez le dernier. Frappé de cette anomalie, je recherchai quelle en était la cause, et le résultat, soit des rapports, soit de la marche de la maladie, me prouva qu'on avait négligé le début des accidents locaux, et qu'en réalité l'incubation chez ce malade, comme chez les autres, n'avait pas été de plus de 12 jours.

Le docteur Edwards, médecin de l'hôpital catholique des quarantaines à Smyrne, a observé, en 1837, six cas d'invasion de peste sur 650 individus qui étaient entrés dans cet hôpital après avoir fait le spoglio. Dans cinq de ces six cas la maladie s'était développée du 2ᵉ au 4ᵉ jour. Le sixième cas était celui d'une femme chez laquelle la maladie ne se manifesta que le 15ᵉ jour; mais aussi le médecin s'était aperçu que, dans l'intervalle, elle avait reçu du dehors quelque objet infecté. (Voyez Buffa, Della Peste. Torino 1841).

Le docteur Tully, qui, comme je l'ai déjà dit, a eu l'occasion d'étudier la peste dans les îles Ioniennes, fait la remarque suivante dans son ouvrage précité, page 203 : « *No instances ever coming within my knowledge of disease being protracted beyond the seventh day, from the application of the contagion.* » Et je le dis encore, il faut noter que le docteur Tully avait un soin tout particulier de faire exécuter le spoglio et de répéter chaque jour les bains de mer.

Le docteur Bulard, d'après une observation faite à Smyrne en 1837 sur 200 malades, a trouvé que la plus longue incubation avait été de 12 jours (Voyez son ouvrage, De la Peste orientale, 1 vol. in-8°, Paris 1839, page 57); les autres observations faites en Egypte ne sont d'aucune valeur, vu l'absence de précautions prises pour s'assurer du début précis de l'incubation.

Le docteur Bella, à Alexandrie en Egypte, a vu l'incubation se prolonger jusqu'à 11 jours. (Buffa. Mémoire cité, pag. 17.)

Le conseil sanitaire de la même ville a reconnu que la durée de l'incubation de la peste était de 8 jours, lorsqu'on avait soumis les individus au spoglio. (Buffa. Mémoire cité, pag. 16.)

M. Ségur Dupeyron, secrétaire du conseil de santé de Paris, a trouvé que chez 9 cas de peste, dont il a eu l'histoire détaillée, l'incubation n'avait pas duré 8 jours. (Voy. son Rapport au ministre).

Valli, dans son ouvrage sur la peste de Smyrne, dit que l'incubation durait quelquefois 24 heures, le plus souvent 3, 4 ou 5 jours, plus rarement 6 à 7 jours.

Le Dr Bernt (Ueber die Pest-Ansteckung und Verhütung, Wien 1832) n'a pas trouvé un seul fait qui puisse prouver que l'incubation de la peste se soit prolongée au delà de 15 jours.

Le docteur Aubert, quoique anticontagioniste, admet 10 jours d'incubation, dans un Mémoire adressé dernièrement à l'Académie des Sciences de Paris, fait qui me paraît difficile à accorder avec les opinions exclusives de l'auteur, car il ne peut y avoir d'incubation sans contage.

Le consul de France, à Malte, dans son rapport sur les cas de peste survenus dans cette île en 1841, cite celui d'un batelier qui avait aidé, le 27 mai, au débarquement des passagers et des effets contumaces, qui fut ensuite isolé, après avoir pratiqué le spoglio, et qui fut atteint le 7 juin d'un bubon pestilentiel, ce qui porte l'incubation du virus à 11 jours.

Mais de tous les faits, celui qui donne les résultats les plus positifs, sur une échelle fort étendue, se trouve consigné dans la relation du docteur Samoïlowitz. La peste qui régna à Moscou pendant l'été de 1771 avait nécessité l'adoption de séquestrations rigoureuses ; elle avait en même temps développé une grande misère parmi les classes ouvrières. La Commission sanitaire crut donc pouvoir accorder aux individus suspects la permission d'émigrer dans les diverses provinces de la Russie, et un très-grand nombre en profitèrent. On se contenta de prendre envers eux les précautions suivantes. D'abord on s'assurait de la santé de l'émigrant, puis on prenait une note exacte des hardes qu'il emportait. On lui faisait alors subir *une quarantaine de* 15 *jours*, durant laquelle son bagage était exposé aux fumigations pendant 5 jours, puis pendant le reste du temps à l'air libre. La quarantaine était prolongée suivant les circonstances. *Il ne résulta aucun accident de cette tolérance.* Aucun des individus soumis à ces 15 jours de quarantaine, et dont les hardes et les effets furent fumigés, ne tomba malade ; la peste resta bornée aux lieux primitivement affectés. Et cependant il est à remarquer que la chaleur de cet été fut aussi élevée en Russie que dans les pays méridionaux, puisque suivant Mertens le thermomètre s'y éleva à 24° Réaumur à l'ombre. En outre, la contagion s'y était manifestée sous toutes les formes, sous celle de virus aussi bien que de miasmes, et par conséquent elle avait présenté toutes les chances d'une incubation prolongée.

Ainsi toutes les preuves que je viens de fournir me semblent appuyer la fixation de la quarantaine de rigueur, dans la peste, à 14 ou 15 jours au plus. Au reste, la question sur la durée de l'incubation de la peste paraît presque résolue aux yeux de quelques gouvernements. Le règlement sanitaire adopté à Constantinople le 27 mai 1840 dit, art. 20 : « *Les passagers à bord des bâtiments* avec patente suspecte ou brute sont obligés de faire leur quarantaine dans le lazaret. Elle commence du jour de leur arrivée dans cet établissement, et elle est de 15 jours pour la patente brute, et de 10 jours pour la patente suspecte. Le spoglio est une mesure admise dans ce cas. » Or, depuis l'adoption de ce règlement, quelque imparfait qu'il soit et quelque négligence que l'on ait mise à l'exécuter, la peste a cessé de régner en permanence à Constantinople comme elle le faisait autrefois, et on a pu dès lors délivrer consciencieusement des patentes nettes aux bâtiments qui en partaient.

Les Anglais ont aussi réduit leurs quarantaines du Levant à 14 jours, y compris le passage. Enfin le gouvernement autrichien vient de fixer à 14 jours les quarantaines de Constantinople et de l'Egypte.

***

DOCUMENTS N° 3.

Preuves de la durée de l'incubation dans la fièvre jaune.

Quoique la nature constamment volatile du contage de la fièvre jaune, et les doutes élevés par beaucoup d'auteurs sur la contagiosité de cette maladie, nous aient privé de documents aussi nombreux et aussi détaillés que pour la peste, afin de fixer la durée de son incubation, ceux que nous possédons sont assez positifs et assez officiels pour que l'on puisse en tirer des conclusions satisfaisantes.

Le Dr Matthei, dans son ouvrage impartial et érudit, intitulé *Untersuchung über das gelbe Fieber Hannover*, 1827, 2 vol. in-8°, nous fournit en particulier des données précieuses sur cette durée.

Le savant auteur s'exprime ainsi, vol. I, pag. 251, § 204 : « *Der Zeitraum von der Aufnahme des Ansteckungsstoffes bis zum Ausbruche der Krankheit, ist ein sehr kurzer, oft kaum bemerkbarer, und so weit aus Beobachtungen zu schliessen ist, wohl kaum 4 Tage überschreitend.* » (« L'espace de temps qui s'écoule depuis le moment de la réception du contage jusqu'à l'explosion de la maladie est très-court, souvent à peine observable, et, autant qu'on peut en juger d'après les observations déjà faites, il dépasse à peine *quatre jours*. ») Il cite ensuite des exemples tirés de Frost, de Gilpin, de Moreau de Jonnès, de

Mackensie, en faveur d'une incubation qui n'a duré qu'un jour; des faits tirés de Nicols, James Johnson et Anderson qui la portent à 2 jours ; des faits tirés de Revère qui vont jusqu'à 3 jours ; enfin des faits tirés de Pym qui prouvent que l'incubation de la fièvre jaune peut s'étendre jusqu'à 4 jours. (William Pym. Observations on the Bulam fever which has of late years prevailed in the West Indies on the coast of America, Gibraltar, Cadix and other parts of Spain , with collection of facts providing it to be a highly contagious disease ; London, 1815, pag. 24, § 401.)

Quoique Palloni n'ait point fixé la durée de l'incubation du miasme de la fièvre jaune qui a régné à Livourne en 1814, il cite, pag. 48 de son ouvrage intitulé *Se la Febbre gialla sia o no contagiosa, Livorno* 1824, un fait de transmission contagieuse de la fièvre jaune par les habits d'un père, mort dans la ville, à son fils qui était garde de santé à bord d'un bâtiment non suspect alors en rade, et où la durée de l'incubation ne fut que de 3 jours. Les docteurs Mantelli et Gianelli, de Lucques, auteurs d'un ouvrage intitulé *Prospetto sull' origine , natura e caratteri della malattia attualmente dominante nella citta di Livorno ; Lucca* 1804 , font la remarque suivante qui supplée au silence qu'a gardé le Dr Palloni : « *L'osservazione ha fatto giudicare , che gli uomini stati attacati dall' infezione cador malati al piu tardi nel terzo o quarto giorno.* »

Or ces faits, aussi bien que le témoignage de Pym, qui avait observé la maladie à Gibraltar en 1804, ont d'autant plus de valeur, que le principe contagieux de la fièvre jaune , en passant du climat des Antilles à celui de l'Espagne ou de l'Italie, avait nécessairement perdu de son activité , et que par conséquent la durée de son incubation a dû être plus prolongée.

Je le répète, les preuves que je viens de citer me paraissent concluantes pour appuyer la fixation des quarantaines de la fièvre jaune à 6 jours au plus.

DOCUMENTS N° 4.

Preuves de l'efficacité de la chaleur sèche, et en particulier de celle qui est portée à 70 degrés Réaumur, pour détruire les principes contagieux.

De temps immémorial on avait remarqué l'influence qu'exerce en Égypte sur la peste une chaleur atmosphérique élevée.

Prosper Alpin en particulier signala et commenta ce fait dans son ouvrage intitulé , *De Medicina Ægyptiorum.* 4° *Venetia,* 1591. Il y est dit pag. 28, lib. 1, cap. XV, XVII et XVIII : « *Observatum vero est ab insigni aeris calore potius omne pestiferum contagium extinctum esse.* » Plus bas, en parlant de la peste de 1580 qui ravagea le Caire, il ajoute qu'elle dura : « *ut ad Junium usque mensem (quo tempore pestis contagium qualecumque sit desinere consuevit).* » Et page 32, il fait la même remarque : « *Ineunte septembri mense solet invadere populus Egypti, Junio vero mense qualiscumque et quantacumque sit ibi pestilentia, sole primam Cancri partem ingrediente, omnino tollitur, quod multis plane divinum esse non immerito videtur. Sed quod etiam valde mirabile creditur, omnia supellectilia pestifero contagio infecta, tunc nullum contagii effectum in eam gentem edunt, ita ut tunc ea urbs in tutissimo et tranquillissimo statu reducatur ex summe morboso atque morbi particulares sporadici a Græcis vocati, tunc apparere incipiunt, qui nusquam gentium tempore pestis apparebant.* »

Dans le chap. XVIII, cherchant la cause de cette influence, il fait observer que dans le mois de juin la température chaude et sèche devient constante, et son interlocuteur Guilandinus lui prouve que c'est à la chaleur élevée continue qu'il faut attribuer le principal mérite de cette cessation : « *A vehementi aeris caliditate omne contagium dissolvi posse vel omnes mulierculæ sciunt.* » La plupart des auteurs modernes qui ont étudié la peste en Égypte tiennent le même langage, et reconnaissent que dans les mois d'été, juin, juillet et août, où la température atmosphérique s'élève à 34° ou 35° R., la peste cesse subitement, qu'elle perd sa contagiosité, et que les effets ou vêtements infectés perdent également la faculté de la reproduire. Aussi le fait est positif de nos jours comme il y a 300 ans.

Tully (ouvrage cité), quoique sceptique sur l'influence des extrêmes de froid et de chaud dans la peste, mais cherchant à expliquer pourquoi le Guzerate, Surate, Bombay sont à l'abri de la peste, bien que des marins atteints de cette maladie viennent souvent périr en dehors du golfe Persique, ne peut s'empêcher de dire : « *It is not improbable that this exemption may be owing to the high atmospheric temperature unknown in those countries, which are the constant seat of this malady.* »

Mais indépendamment de la chaleur il est une autre condition observée par Alpin, qui joue un rôle important dans ce phénomène de la cessation de la peste et de la contagiosité en général, c'est la sécheresse.

En effet, ce n'est pas seulement dans les mois les plus chauds de l'année, mais aussi dans les plus secs et dans les parties de l'Egypte qui présentent un degré constant de sécheresse, que la contagion de la peste cesse d'agir. C'est à la différence de sécheresse de l'air et du sol qui existe entre le Delta du Nil et le Caire, entre le Caire et la Haute-Egypte, entre les bords du fleuve et les parties latérales de la vallée, non moins qu'aux changements de température, qu'il faut attribuer les anomalies apparentes qu'offre la contagion dans ces diverses localités. Dans le Delta, pays plus ou moins humide pendant toute l'année, la maladie continue quelquefois de régner en été sous forme contagieuse, malgré la chaleur. Aussi Pugnet, qui y avait longtemps résidé, était-il tenté de nier la vérité de l'adage populaire, *l'Eté tue la peste* (voyez son ouvrage, p. 95, 96 et 97). Il n'en est pas de même au Caire, où les saisons humides et sèches se succèdent d'une manière plus régulière ; soit Pugnet, soit Wolmar sont d'accord sur ce point, c'est que la

contagiosité et la violence de la peste y ont été toujours en rapport avec le degré de sécheresse ou d'humidité pendant les
mois d'été.

Le long des chaînes de montagnes qui bordent le Nil et au
milieu des sables arides du désert de la Haute-Egypte, la contagion pestilentielle s'éteint, ou, si par hasard elle s'y montre,
ce n'est que dans la saison des pluies, et elle cesse constamment avec les chaleurs.

Ce que je viens de dire de la peste s'applique également à la
fièvre jaune ; mais comme il n'existe pas dans les Indes occidentales ou sur le continent d'Amérique des conditions de sécheresse aussi régulières ni aussi marquées qu'en Egypte, on conçoit qu'on n'ait pas fait des observations aussi exactes, ni aussi
répétées, sur l'influence d'une chaleur sèche élevée dans la contagiosité de la fièvre jaune. Toutefois les auteurs reconnaissent
que dans les saisons et dans les localités où la chaleur sèche est
portée à 35 ou 40 degrés R., la fièvre jaune cesse d'être contagieuse, et la condition de sécheresse est d'une telle importance, qu'on voit les malades de fièvre jaune aller mourir dans
les lieux secs sans y communiquer la maladie.

Fondés sur l'expérience, tous les peuples de l'antiquité consi-
déraient le feu comme l'agent destructeur par excellence des
contages , et Moïse un des premiers en avait indiqué l'usage
contre le virus de la lèpre. Hippocrate faisait allumer des feux
dans la rue pendant la peste d'Athènes.

L'application du fer rouge sur les charbons pestilentiels et
sur la gangrène d'hôpital s'est montrée avantageuse pour arrêter la contagion. Depuis l'établissement des lazarets, l'exposition passagère à la flamme des lettres ou des papiers contumaces
a été considérée comme suffisante pour les purifier.

De nos jours encore dans l'Orient, c'est la chaleur sèche
combinée avec la fumée de fiente de chameau qui sert presque
uniquement à cette opération. Et dans un *Exposé sur les moyens
employés en Egypte pour se préserver de la peste,* que Mr. le

chevalier Drovetti a eu la complaisance de me communiquer, il y est fait mention de la purification des lettres à l'aide de la braise allumée et de parfums aromatiques, auxquels les plus scrupuleux ajoutent quelquefois un peu de soufre. Ce procédé n'a jamais manqué au but qu'on se proposait, et on ajoute la remarque « *qu'on pense assez généralement que c'est moins la qualité des parfums que la chaleur qui détruit le miasme.* »

L'instruction du bureau de santé de Londres disait que les matelas, lits de plumes, coussins, etc., qui ont servi aux pestiférés et qui ne peuvent sans de grands inconvénients être jetés à l'eau, devront être fumigés dans la chambre infectée, et qu'ensuite, les ayant réunis, on les emportera sur des chars consacrés à cet usage dans une maison destinée à la purification, « *qu'on les chauffera dans un four construit à cet effet pendant 22 heures,* » et qu'on les exposera enfin à l'air pendant 14 jours (Journal général de Médecine, t. 41, p. 448).

Pugnet avait été conduit à admettre la chaleur sèche comme un dépuratif non moins efficace que l'aération. A l'occasion de la peste de Damiette il dit, pag. 184 et 185 de son ouvrage : « *La simple précaution de laver, ou de passer à la flamme, ou d'exposer à l'air les vêtements ou autres choses à l'usage de ces mêmes personnes* (celles qui avaient eu les rapports les plus immédiats avec des sujets certainement affectés), *n'a jamais trompé notre attente.* »

Le docteur Thomas Bateman s'exprime ainsi sur l'action anti-contagieuse de la chaleur : « *The operation of heat alone appears to be capable of destroying contagious matter, when baking or inclosing in an oven, clothes and other articles impregnated with it, has been recommended. Doct. Lind has asserted from his own experience, that the simple heat of a close confined fire or the heat of an oven, is a destroying power which no infection whatever can resist.* » (« L'action isolée de la chaleur paraît suffisante pour détruire les principes contagieux, lorsqu'on renferme dans un four ou dans un fourneau bien chauffé, les vêtements ou autres articles qui en sont imprégnés. Le Dr Lind affirme, d'après sa propre expérience, que la simple chaleur d'un feu concentré, ou celle d'un fourneau, exerce un pouvoir destructeur, auquel nulle contagion ne peut résister. ») Voy. *A succinct account of the contagious fevers in this country; London*, 1818, *pag.* 168.

Personne n'ignore, en effet, que les vêtements des galeux, soumis dans une étuve à une haute température, perdent promptement leurs qualités contagieuses. Et nous voyons chaque jour les marchands de fourrures avoir recours au même moyen pour détruire les œufs des insectes qui rongent les pelleteries.

Tous ces faits, et bien d'autres que je passe sous silence, ne pouvaient manquer de fixer l'attention des personnes qui s'occupent de la réforme des quarantaines, et de leur inspirer le désir de voir la chaleur sèche remplacer certains moyens de dépuration usités jusqu'à ce jour dans les lazarets. Aussi cette idée a-t-elle germé dans la tête de plusieurs praticiens.

Le Dr Bulard a proposé de soumettre les marchandises contumaces à une température de 60 degrés, et cela pendant 24 à 48 heures.

Le Dr Buffa a appuyé cette pratique de faits et de raisonnements.

Dernièrement encore le Dr Aubert a fait surgir une discussion sur ce point dans le sein de l'Académie des sciences de Paris.

Convaincu moi-même de l'importance du sujet, je m'en étais occupé dès mon retour de Grèce en 1829, et surtout en 1831, lors de mon voyage en Prusse et en Autriche, où j'avais pour mission, de la part de la Haute Diète Helvétique, d'étudier le choléra asiatique. Plus je considérai la question sous ses différentes faces, plus je reconnus la vérité du principe qui la dirige.

Je communiquai le résultat de ce premier travail en mars 1838 à la Société médico-chirurgicale de Genève, et en octobre de la même année à Sa Majesté le Roi Othon.

En continuant cet examen, je compris que, dans une affaire aussi grave que celle des quarantaines, il n'était pas permis d'adopter à la légère des innovations, sans les avoir préalablement soumises au creuset de l'expérience. Je remarquai d'ailleurs qu'il ne suffirait pas de porter indifféremment la chaleur à un degré quelconque pour lever tous les doutes sur le résultat. Quoique des faits incontestables prouvassent qu'une température sèche au-dessus de 40° R. fait cesser la contagion de la peste en Egypte et de la fièvre jaune en Amérique, il était possible que cette température moyenne n'agît sur le principe contagieux que comme elle le fait sur certains animalcules, qu'elle dessèche, assoupit, mais ne détruit pas. — Sacco avait également affirmé qu'une température de 50° R. dénaturait le vaccin, mais ce fait pouvait être isolé. (Voy. son *Trattato della Vaccinazione*; *Milano*, 1809, pag. 98.)

Le Dr Bulard, proposant une température de 35 à 60 degrés de chaleur pour détruire le contage de la peste dans les marchandises, et celle de 27 à 30 degrés chez les personnes, ne s'appuyait non plus sur aucune donnée positive. (Voy. son ouvrage cité, pag. 163.)

Dans ce dilemme, et en l'absence de documents applicables directement à la peste ou à la fièvre, j'ai cru devoir choisir une chaleur sèche assez élevée, et un point assez fixe pour faire cesser toute objection et rendre même superflues des expériences lointaines, difficiles et souvent douteuses.

La température sèche de 70° R. est le point qui correspond par ses effets aux 80 degrés de l'eau bouillante, celui où l'albumine se coagule, où la fermentation est suspendue, où les œufs et les graines cessent d'être aptes à la reproduction des germes, en un mot, celui où l'unité vitale est détruite dans les animaux et les végétaux, et que l'expérience a prouvé être constamment utile pour neutraliser les principes contagieux quelconques.

C'est ce degré de chaleur sèche que je fixe comme base des

purifications quarantenaires, et je le fais avec d'autant plus de confiance que la modification chimique et vitale qui a lieu dans ce cas est en harmonie avec l'action chimique et anti-contagieuse de l'oxigène et des acides, que la sécheresse de l'air est une garantie indispensable de la conservation des marchandises, et que d'ailleurs la ventilation active qui s'établit dans les appareils sera un agent dépurateur bien autrement efficace qu'une simple aération, même prolongée.

La certitude morale que j'avais de l'efficacité et de l'innocuité du calorique sec porté à 70° R., ne m'a pas cependant fait négliger les expériences propres à faire passer ma conviction dans l'esprit de tous.

En juillet 1841 j'ai répété les observations de Sacco sur la vaccine, et elles m'ont paru devoir être d'autant plus concluantes, que la vaccine est un contage originaire des animaux, et qu'il est prouvé que ces contages, exposés à l'air, à la chaleur ou dans l'eau, sont plus difficiles à détruire que ceux de l'homme.

Après avoir recueilli à Genève du vaccin sur des fils de coton, et avoir renfermé ces fils dans des tubes en verre soigneusement bouchés, j'en plaçai la moitié dans une espèce de petit calorimètre de Lavoisier, composé de deux cylindres concentriques en métal, dont l'intérieur était rempli d'eau , le cylindre intérieur contenant les tubes et la boule d'un thermomètre de Réaumur, qui faisait saillie au dehors à travers le double couvercle des cylindres.

Je chauffai cet appareil pendant 2 heures avec une lampe à esprit-de-vin, en maintenant la température à 70 degrés, puis je remis les tubes chauffés et ceux qui avaient été conservés à part à Mr. le Dr Fauconnet, médecin distingué de notre ville. Ce praticien, après avoir extrait les fils et reconnu que les uns et les autres étaient intacts, pratiqua la vaccination avec les premiers sur l'un des bras d'un enfant et avec les seconds du côté opposé. La vaccine avorta sur le bras inoculé avec le virus soumis à la chaleur, et non sur l'autre.

A la suite du congrès scientifique de Florence, auquel j'avais communiqué mon projet de réforme, j'ai pu, grâce à l'obligeance de Mr. le Dr Calosi, répéter cette inoculation dans l'hospice *degli Innocenti*.

Ayant remplacé les fils par des plumes pour faciliter l'opération, je renfermai le virus vaccin dans des bouteilles bouchées à l'émeri, pour être certain que la vapeur aqueuse n'y pénétrerait pas. Le virus resta ainsi exposé pendant 20 minutes à 70°R. environ, dans l'apareil, et nous obtînmes les mêmes résultats qu'à Genève.

Ci-joint les procès-verbaux de ces expériences. (Voyez Documents n° 9.)

Il s'agissait de répéter mes épreuves sur d'autres contages ; je pensai de suite au virus varioleux. Je n'avais pu m'en procurer à Genève ; j'éprouvai de grandes difficultés à Florence, et lorsque j'en eus, il me fut impossible de trouver quelqu'un qui consentît à se laisser inoculer.

Cependant le gouvernement de Son Altesse Impériale le Grand Duc de Toscane, désireux de voir confirmer mes résultats, a bien voulu permettre que des essais dirigés dans ce sens soient exécutés sous la direction de Mr. le Commandeur et Professeur Betti, et Mr. le Dr Calosi doit s'en occuper également [1].

A mon passage à Gênes, j'ai eu aussi des conférences avec MM. les docteurs Prasca et Lemoyne, chargés de la direction des vaccinations gratuites, et ces médecins, pleins de zèle et de bonne volonté, m'ont promis de répéter dans l'hôpital Panmatone les expériences du Dr Calosi.

Mr. le Dr Buffa, médecin adjoint du Manicomium de Gênes, excellent observateur, déjà connu avantageusement par ses travaux scientifiques, en particulier par son ouvrage sur la réforme des quarantaines, s'est offert avec empressement pour m'aider dans ces recherches, et je ne doute pas que ses lumières

---

[1] Ce dernier doit avoir, en outre, essayé sur le vaccin l'influence anticontagieuse attribuée à l'huile dans l'ouvrage sur la peste de Tanger, par Mr. le comte Gräberg de Hemsö.

ne soient d'une grande valeur à l'appui de mes conclusions.

Enfin à Turin, Mr. le professeur Martini et Mr. le Dr Sperino m'ont renouvelé les mêmes offres obligeantes.

Arrivé à ce point, mes efforts isolés ne sauraient aller au delà, et le gouvernement de Sa Majesté est seul capable d'achever cette découverte, ce qui serait la plus douce récompense de mon travail. Qu'il veuille alors donner des ordres pour que les expériences soient répétées officiellement avec divers contages virulents humains indigènes, et que dans l'école vétérinaire on en fasse de semblables sur ceux des animaux.

Qu'en outre, pour compléter ces observations, il daigne faire parvenir à ses agents en Egypte des directions pour qu'on soumette le virus des bubons de la peste à une chaleur sèche de 70° R., et qu'ainsi altéré il soit inoculé à des individus jusqu'à ce jour exempts de peste. (En faisant grâce de la vie à des condamnés à mort en cas de réussite, on ne blesserait, dans ce pays, ni les lois de la justice, ni celles de l'humanité.)

Quant au temps nécessaire pour opérer la destruction des contages par la chaleur, c'est aussi un problème à résoudre. Il est vraisemblablement de courte durée, puisque l'action de l'eau bouillante est presque instantanée, et que Sacco dit avoir détruit dans 8 minutes la faculté contagieuse du vaccin ; mais dans l'incertitude j'ai préféré adopter un terme assez prolongé.

Reste à savoir le temps que requiert le calorique pour pénétrer au centre des grosses balles de coton ou de laine sans les ouvrir. — Cette expérience doit avoir été faite à Odessa, par ordre du gouvernement russe, et on doit avoir trouvé qu'elle exigeait 24 heures. Comme je l'ai dit, on pourrait l'abréger en plaçant des tubes ou des roseaux dans les ballots au moment de l'emballage. Mais dans tous les cas le gouvernement de Sa Majesté devrait encore s'en assurer par des essais officiels et répétés.

DOCUMENTS N° 5.

*Preuves de l'efficacité de l'eau, en particulier de l'eau de mer,
pour éteindre l'action des principes contagieux.*

Nous avons vu que le docteur Pugnet, en parlant de la peste
de Damiette, considérait la simple précaution, de faire totalement
plonger dans le Nil les individus qui avaient eu les rapports les
plus immédiats avec des sujets certainement infectés, comme
capable de détruire les germes de la contagion pestilentielle
(voy. pag. 185 de son ouvrage).

En 1828 et 1829, la peste qui éclata parmi les troupes russes
au sud du Caucase fut bornée et chaque fois arrêtée par la précaution que l'on eut de faire laver chaque jour avec de l'eau
froide ou baigner dans le fleuve tous les individus, les chevaux
ou bestiaux de l'armée, sans avoir égard à la saison, et de plonger
dans l'eau ou laver tout ce qui était apporté au camp, à l'exception du pain et des substances solubles. Le résultat obtenu engagea
les médecins, aussi bien que les officiers, à considérer l'eau
comme un des premiers préservatifs et le plus sûr contre la peste
(*Kurzer historischer Ueberblick des Auftritts, Verlaufs und der
Tilgung der Pest, unter den Truppen jenseits des Kaukasus, in
den Jahren 1828 und 1829. Aus dem Russischen, von Dr Göde-
chen, im Magazin der Ausländischen Litteratur der gesammten
Heilkunde, von Gerson und Julius ; 1835, Heft I.*)

Le lavage des vivres dans l'eau douce est une pratique usuelle
dans les quarantaines de l'Orient.

Aux frontières autrichiennes, on introduit chaque année des
provinces turques des milliers de bestiaux, et même, en temps
de peste, la seule précaution que l'on prenne consiste à leur faire
traverser la rivière à la nage. Jamais il n'en est résulté d'inconvénient. (Voy. *Lorinser*, ouvrage cité, pag. 402 et 403.)

L'emploi de l'eau salée ou de l'eau de mer, comme agent anti-
contagieux, est à l'ordre du jour dans tous les lieux où règne

la peste et dans toutes les quarantaines maritimes, et son efficacité est prouvée par une expérience de plusieurs siècles.

Dans la peste de Spetzia, en 1827, on n'eut recours à aucun autre mode de purification pour les hardes et les effets des pestiférés ou des suspects, et la contagion fut arrêtée.

Tully, dans la peste de Corfou et de Céphalonie, se servit de la même précaution pour les hardes et les tentes, et elle fut couronnée du succès le plus complet.

Ainsi ce procédé de purification ne peut être le sujet d'aucune controverse.

Toutefois il convient de distinguer le mode d'action de l'eau douce de celui de l'eau de mer.

La première ne paraît agir qu'en diluant le principe contagieux, et ce qui le prouve c'est que, dans l'espèce bovine, la contagion se communique d'un individu à l'autre lorsqu'on n'a pas soin de renouveler le liquide dans l'auge où l'on fait boire les bestiaux. Par conséquent ce moyen de purification ne saurait être appliqué que là où l'eau est abondante et sans cesse renouvelée.

L'eau salée et surtout l'eau de mer paraît, au contraire, opérer directement une décomposition chimique des principes contagieux et détruire leur vitalité.

Aussi convient-il d'avoir recours à l'eau salée plutôt qu'à l'eau douce, toutes les fois que la chose sera possible.

Documents N° 6.

Preuve de l'économie résultant de l'emploi du calorique comme agent de dépuration.

Nous trouvons, dans l'ouvrage du Dr Buffa déjà cité, le calcul comparatif des dépenses faites dans les lazarets de Marseille et de Gênes avec le procédé actuel de désinfection, et des frais qu'occasionnerait approximativement l'emploi de la chaleur.

Il résulte de ce calcul que 600 balles de coton purifiées par la chaleur coûteraient 383 francs, tandis que d'après la méthode usitée à Marseille et à Gênes cela irait à 2150 francs, et d'après le procédé du chlore employé, à Odessa, à 1585 fr.

Le grand avantage du calorique, c'est qu'il n'exige qu'un petit nombre d'employés et qu'un temps fort court. Aussi, en supposant que la main-d'œuvre dans les lazarets actuels aille à 600 fr. pour 600 balles de coton, elle ne reviendrait qu'à 230 par la méthode de la chaleur.

Le séjour de 600 balles de coton, avec la durée des quarantaines actuelles (qui n'est pas moindre de 30 jours), porte l'intérêt de leur valeur, pendant cet espace de temps, à 1250 francs, tandis que si on emploie la chaleur, le séjour n'étant que de 24 heures au plus, cet intérêt n'irait qu'à environ 42 fr.

⸺⸺⸺

DOCUMENTS Nº 7.

Preuves de la non altérabilité des marchandises par une chaleur sèche de 70° R.

Pour faire adopter le calorique comme moyen dépurateur dans les quarantaines, il fallait préalablement s'assurer qu'une température d'au moins 70 degrés de Réaumur n'altérerait en aucune manière les marchandises contumaces. Je disposai donc tout pour une expérience décisive.

Je me procurai d'abord chez des négociants respectables de Genève des échantillons des diverses marchandises contumaces soumises au sciorino, et portées sur le règlement du magistrat de santé de Gênes, publié en 1817, en ayant soin de choisir les substances les plus délicates, les couleurs les plus tendres et les plus changeantes, et de laisser à ces négociants la moitié des échantillons, comme *talon* de la marchandise livrée. Je fis aussi fabriquer un thermomètre de Réaumur à maximum pour fixer le degré de température.

Je dus à l'obligeance de Mr. Lequin, propriétaire d'une papeterie magnifique, à la Bâtie près Versoix, la possibilité de faire établir une caisse en bois autour de la cheminée en fer de sa machine à vapeur, pour servir d'étuve sèche.

Puis je confiai mes échantillons étiquetés et le soin de l'expérience à Mr. Montgolfier, directeur de l'établissement et praticien aussi distingué qu'exact. En voici le résultat. — Les échantillons, après avoir été pesés séparément, furent placés dans l'étuve. Une première expérience ayant échoué par la rupture du thermomètre, on la reprit le 19 mai 1841.

Les substances furent ainsi exposées pendant environ 8 heures à une température de 70° de Réaumur. On les pesa de nouveau à leur sortie, puis elles furent soumises au jugement de MM. les négociants qui les avaient livrées, savoir: à Mr. Latard et Ce pour les étoffes de laine, soie, coton et fil; à Mr. Massip fils, pour les cuirs bruts de veau et de chèvre ; à Mr. Gouy passementier, pour les galons or et argent, fins, mi-fins et faux ; à Mr. Filliol, pour les laines lavées, le coton brut, le crin brut, les plumes d'oié, le lin, le chanvre, les éponges ; à Mr. Hugin, pelletier, pour les pelleteries chinchilla, hermine, martre, cygne, etc. ; à Mr. Forestier, marchand drapier, pour les draps en laine de divers teints ; à Mr. Reichlen fils, marchand de peaux, pour maroquins de diverses couleurs ; à MM. Bouffier frères, pour cocons de soie.

Tous ces messieurs m'ont remis des certificats et les talons cachetés, et à l'exception de deux étoffes de coton, qui ont très-légèrement pâli, de deux pelleteries blanches qui ont été insensiblement ternies, d'un galon faux et d'une broderie qui se sont légèrement irisés vers le bord, toutes les autres substances ont été trouvées intactes.

Encore peut-on attribuer ces altérations presque insignifiantes au tuyau du fourneau, dans lequel on brûlait de la houille et de la tourbe, et dont les fissures laissaient échapper un peu de fumée.

Or, rien n'est plus facile que d'éviter cet inconvénient et de graduer la température dans un appareil construit *ad hoc.*

Copie du procès-verbal de l'expérience faite le 19 mai 1841 à la Bâtie sur les indications du docteur Gosse.

Les objets fournis par Mr. le docteur Gosse consistaient en :

	PESANT	
	à l'entrée dans l'étuve.	à la sortie de l'étuve.
	grammes.	gr mmes.
1 sac de plumes	0,700	0,633
1 sac coton en bourre	0,620	0,570
1 sac laine en bourre.	0,625	0,561
1 sac crins	0,620	0,533
1 paquet chanvre	0,520	0,494
5 coupons cuirs.	0,151	0,127
1 paquet éponges	0,049	0,043
7 coupons fourrures	0,050	0,043
1 paquet étoffes soie, laine et coton. .	0,079	0,070
1 paquet coton filé.	0,016	0,015
27 coupons draps divers.	0,041	0,037
1 paquet cocons.	0,011	0,010
1 paquet toiles peintes	0,011	0,010
9 coupons maroquins.	0,024	0,020
1 paquet galons	0,030	0,026

Ces divers objets, renfermés dans une étuve à air chaud et placés sur des rayons de bois ou appendus, furent soumis à une chaleur de 65° Réaumur dans une première expérience, qui ne put être continuée au delà de 3 heures, parce que le tube du thermomètre à mercure se brisa, soit par la trop prompte dilatation, ou par une autre cause quelconque.

Dans la seconde expérience, qui a eu lieu aujourd'hui et a été continuée de 6 heures du matin à 6 heures du soir, la progression ascendante du thermomètre a été celle-ci :

A 6 heures du matin, placé à l'étuve il a donné :

au bout de quelques minutes. . . . . 25°
à 7 heures il marquait . . . . 65°
à 10 heures . . . . 70°

à 10 1/2 il avait dépassé ce chiffre, et le verre s'est brisé de nouveau, circonstance que je ne puis attribuer qu'à l'expansion intérieure ou au mouvement opéré par la dessiccation du bois sur lequel repose le verre. Quoi qu'il en soit, la température a été maintenue égale dans l'étuve jusqu'à 6 heures du soir, et tous les objets précités ont supporté pendant 8 heures une chaleur qui n'a été, en aucun moment, inférieure à 70° R.

Les poids mis en regard des premières pesées faites sont ceux des objets sortant de l'étuve. La différence entre ces deux séries donne la mesure de l'humidité dont ils ont été privés par un séjour de 8 heures sous 70° de chaleur.

Signé MONTGOLFIER.

Il faut remarquer que les divers échantillons sortis de l'étuve n'ont pas tardé à reprendre leur poids primitif, par l'absorption de l'humidité atmosphérique, par conséquent cette diminution n'a été que temporaire et ne peut être considérée comme une objection réelle à l'emploi de la chaleur sèche dans la purification des marchandises.

Une autre remarque, que nous suggère la forme des appareils nécessaires à l'application de la chaleur, c'est qu'en supposant qu'on juge convenable de remplacer, pour certaines substances contumaces, la chaleur sèche à 70° par la ventilation avec un air froid ou tempéré, procédé qui, comme je l'ai dit, est bien autrement actif et plus prompt que la simple aération sous un hangard, les tours de dépuration rempliront admirable-

ment bien ce but. Il suffira, en effet dans ce cas, de placer au
sommet de la tour un fourneau d'appel, et les marchandises éta-
lées dans les divers étages ne tarderont pas à être exposées à
un violent courant d'air de bas en haut, en même temps que les
miasmes entraînés seront détruits en traversant le foyer allumé
vers la voûte.

Document N° 8.

*Preuve en faveur de la possibilité de détruire les contages par
une pression mécanique.*

Le rapport du docteur Calosi de Florence renferme, outre
le résultat des expériences faites avec la chaleur, celui d'un es-
sai où le virus vaccin a été soumis à une forte pression et par
lequel on a réussi à détruire sa faculté contagieuse. (Voyez sa
troisième expérience.)

Des essais semblables doivent avoir été exécutés à Genève et
à Gênes ; j'en attends le résultat.

Quoiqu'on ne puisse tirer aucune conclusion de ce fait isolé,
l'observation mérite d'être répétée et variée.

Documents N° 9.

*Copie du procès-verbal des expériences faites par le Dr Calosi,
pour prouver l'influence du calorique et de la compression
sur le vaccin.*

Rapporto sommario degli esperimenti e relativi resultati del
Calorico posto in azione al grado 70mo circa di Reaumur et
d'una pressione mecanica forte sul virus vaccino nell' indole
sua legittima preso dal uomo inoculato, proposti e diretti a vo-
lontà dall' chiarissimo Cav^e Professore Dott^r Gosse, medico
di Ginevra, eseguiti dall' infrascritto M° Ch° incaricato della

pubblica vaccinazione di Firenze nella sala a cio destinata del R.^e Spedale degl. Innocenti alla presenza del prefato Professor Gosse, Professor Capecchi (presente soltanto al primo esperimento) et dei Dottori Petri, Pezzati, Chirurgo Gustavo Calosi ed altri.

Esperienza prima.

La mattina del 13 ottobre 1841, alle ore 10 1/2 raccoglievasi al modo consueto in n° 17 ritagli di penna di oca il vaccino liquido da una delle pustole legittime sviluppate dopo 7 giorni dell' innesto della bambina Trene figlia di Angelo Bizzarri, della cura parocchiale di San Lorenzo in Firenze.

I ridetti ritagli di penna venivano tosto introdotti nel n° di 3 in un boccetto di cristallo chiuso ermeticamente con tappo smerigliato, e li altri quattro in un secondo boccetto pure ben chiuso e collocato in adattato metallico apparecchio calorifero, esposti per minuti 25 alla continuata azione di 68 in 70 gradi di calore del termometro di Reaumur.

Spirava questo periodo, ed estraevansi del primo boccetto li 3 ritagli con vaccino non avventurato a nessuna causa alterante la sua integrita naturale, il quale tosto con ago di oro scanalato veniva trasmesso in tre punti al braccio sinistro dei due parvoli Facondo e Francesca, innocenti ambedue nell' età di circa un anno, gettatelli dello spedale ; mentre si estraevano dal 2° boccetto li altri 4 ritagli aventi in stato di essiccazione il vaccino già sottoposto al azione ricordata del calorico, qual vaccino rammollito e sciolto con una stilla di acqua fresca innestavasi con altro ago di oro in tre punti del braccio destro di ognuna delle indicate creature.

Dopo due giorni e precisamente alle ore 3 e 35 minuti pomeridiane del 15 corrente, osservavansi segni manifesti delle operate punture nei bracci sinistri e niuno indizio di esse nei destri.

Nel 19 alle ore 10 1/4 antimeridiane apparivano regolar-
mente sviluppate le pustole vacciniche nei bracci sinistri ai punti
delle inserzioni ed osservavasi nei destri mancanza totale di
eruzione. Nella possibilità che nei giorni successivi potesse nas-
cere il rudimento pustolare in quest'ultimi, vi si ripetevano le
oculari ispezioni, per le quali veniva confermato il fatto della
nessuna eruzione.

Esperienza seconda.

Nel dì 20 del medesimo mese di ottobre, sopra due altri
vaccinandi, cioe di Clorinda di Giovacchino Taiti nell'età di
mesi 11, della cura di St. Lorenzo di questa città, e di Anto-
nietta di Cesare Ricci nei mesi 6 di età, della cura di San Gaetano,
ripetevansi le medesime esperienze, profittando del vaccino
liquido nell'istante preso da una delle due pustole vacciniche
legittime sviluppate al braccio destro del parvolo Rafaello figlio
di Baldassarre Vichi, nell'età di mesi 7 circa, dimorante in Firenze in Via nuova, all n° 3211, e della cura di San Frediano.

Questo vaccino era stato raccolto alle ore 10 e 35 minuti
da mattina in sei ritagli di penna, tre dei quali erano rimasti
esposti al azione del calorico col processo ed avertenze medesime impiegate negli esperimenti antecedenti; e gli altri tre ritagli invece si erano conservati chiusi in un sodo boccetto,
all'unico scopo di guarantire il virus delle ingiurie esterne, ed
in specie dall'aria atmosferica.

La dose compresa nei primi tre ritagli, sciolta nel modo so-
lito, inoculavasi ai bracci sinistri dei due parvoli prenominati,
e nei destri l'altra porzione dei tre ritagli serbati nel 2° boccetto.
In ambidue questi individui si reiteravano nel corso di 9 giorni
le osservazioni sulla conseguenza dei praticati innesti, e verifi-
cavasi nel braccio destro di ciascuno di essi una pustola legittima, e nessuna pustolazione nel sinistro.

Esperienza terza.

Alle ore 11 antimeridiane del citato dì 20, profittavasi dell' altra pustola sviluppata nel medesimo Raffaelo Vichi, imbevendo dell' umore vaccinico di quella sei frammenti di filo di cotone. Quattro di essi introdotti e chiusi in un tubetto di vetro perdurante il tempo accorso nel trasporto di loro al laboratorio del Chimico Farmacista Gaetano Cioni, venivano tolti dal tubetto ridetto e sottoposti ad una fortissima pressione meccanica esercitata per un ora incirca; e li altri due fili vaccinici posti simultaneamente nell' interno di un 2do tubetto si conservavano inalterabili.

Alle successive ore 12 e 3/4 trasmettevasi il vaccino di quei quattro fili che aveano sofferta la indicata pressione al braccio sinistro dell' Innocente Marziale in mesi 11 circa di età, figlio dello spedale, e l'altra dose di vaccino nei fili non assoggettati alla potenza comprimente innestavasi al braccio destro del prefato individuo. Riscontrati in seguito i due bracci vedevasi nel destro una pustola regolare e nessuna eruzione nel sinistro.

Osservazioni.

Abbiamo veduto che il virus vaccino in antecedenza assoggettato ad eminente grado di calorico perdurante circa minuti 20 trasmesso in azione nei surreferiti individui è riuscito inefficacissimo per la prova in essi derivata della nessuna eruzione.

Che la stessa totale mancanza di eruzione si e verificata nel braccio dell' individuo inoculato col vaccino, sottoposto perdurante circa un ora innanzi a grado sommo di pressione.

E che le vaccinazioni eseguite negli stessi individui dall' altro braccio col virus conservato per circa 20 minuti nei principi e condizioni medesime in cui trovavasi mentre fu preso dalla pustola e cosi non sottoposto a niuna delle azioni modificatrici, ebbero il risultato della regolare eruzione vaccinica.

Conclusione.

Confrontando i resultati raccolti negl' individui medesimi inoculati col virus vaccino nelle descritte sue speciali differenze, possiamo dedurre che desso assoggettato alle azioni, o del calorico a grado eminente, o della pressione a grado altissimo, ha mostrato di perdere intieramente la sua proprieta contagiosa.

Firenze, 31 ottobre 1841.

Signé Luigi Calosi,
direttore delle vaccinazione pubbliche.

Au moment de mettre sous presse le mémoire actuel, je me suis aperçu que le mot de *contumace*, appliqué aux règlements quarantenaires, ne se trouve dans aucun dictionnaire de la langue française, quoique dans tous les lazarets de la Méditerranée cette expression soit admise et appliquée *aux marchandises susceptibles de transporter les principes contagieux*, et par extension *aux individus qui subissent leur quarantaine*, ainsi qu'*aux localités des lazarets destinées aux quarantenaires et aux marchandises en quarantaine.*

C'est dans ce sens que je l'ai adopté.

L.-A. G.

Note explicative de la planche.

J'ai cru pouvoir retrancher sans inconvénient du plan de Mr. Piolti, l'élévation générale du lazaret et tous les détails d'architecture qui concernent l'édifice d'administration ou les habitations des contumaces, me bornant aux objets essentiels et caractéristiques, savoir, le plan général de l'établissement, ainsi que le détail des tours d'épuration.

Je ferai aussi observer, qu'en transformant en infirmerie une des 14 divisions de contumaces, je n'ai pas eu l'intention de diminuer le nombre de celles-ci, mais seulement d'indiquer la place que doit occuper l'infirmerie dans le cas où l'on jugera convenable de la créer. Il est évident qu'il faudra alors agrandir la circonférence du lazaret et ajouter une quinzième cour. En admettant qu'on puisse loger 10 contumaces dans dans chacune des 14 divisions, le lazaret pourra donc en contenir 140 en même temps.

Copie du devis estimatif pour la construction d'un lazaret panoptique pour quatorze catégories de contumaces.

N°s	NATURE DES OUVRAGES.		Quantit.	Prix.		Sommes	
				Fr.	C.	Francs	C
1	Déblais de terre pour les fouilles des fondations . . . . . Mètr.cub.		7,430	0	50	3,715	»
2	Maçonnerie en fondations et en moellons	» »	6,745	10	»	67,450	»
3	Maçonnerie en élévations et en moellons	» «	8,160	16	»	130,500	»
4	Maçonnerie en moellons avec plâtrage en pozzolane pour la piscine	» »	220	20	»	4,400	»
5	Pierre de taille pour les escaliers et autres	N°	700	4	»	2,800	»
6	Voûtes en briques pour les bâtiments . . . . Mètr.cub.		470	25	»	11,750	»
7	Planchers en peuplier, avec poutres en sapin	» carrés	4,600	4	»	18,400	»
8	Plafonds	» »	500	2	50	1,250	»
9	Carrelage en briques pour le bâtim.t de l'administration, etc.	» »	4,500	1	50	6,750	»
10	Planchers grillés de la tour. .	» »	1,500	10	»	15,000	»
11	Toiture et couverture en tuiles pour les bâtiments.	» »	3,650	4	»	14,600	»
12	Id. pour les maisons des contumaces	» »	1,500	3	50	5,250	»
13	Menuiserie en noyer pour les croisées	» »	850	20	»	17,000	»
14	Id. pour les portes	» »	380	22	»	8,360	»
15	Vitrerie	» »	750	3	50	2,625	»
16	Peinture à l'huile pour la menuiserie	» »	—	—		3,000	»
17	Fer p.r tirants, crampons, etc. . Myriagr.		600	7	»	4,200	»
18	Id. pour les grilles des croisées et des grandes portes d'entrée, etc.	» »	1,800	7	50	13,500	»
19	Id. pour les parloirs des cours des contumaces	» »	2,000	7	»	14,000	»
20	Id. des portes et croisées. . .	» »	300	7	75	2,325	»
21	Corniches des bâtim.ts en plâtre Mètr. lin.		500	3	»	1,500	»
22	Lattes en tuyaux pour les toitures et corniches	» »	550	2	»	1,100	»
23	Dallage en pavés des cours. .	» carrés	12,000	1	50	18,000	»
						367,475	»
	Somme à valoir pour dépenses imprévues. . .					36,747	50
	Total en francs					404,222	50

Turin, ce 28 octobre 1842.

Signé Jean Piolti, ingénieur.

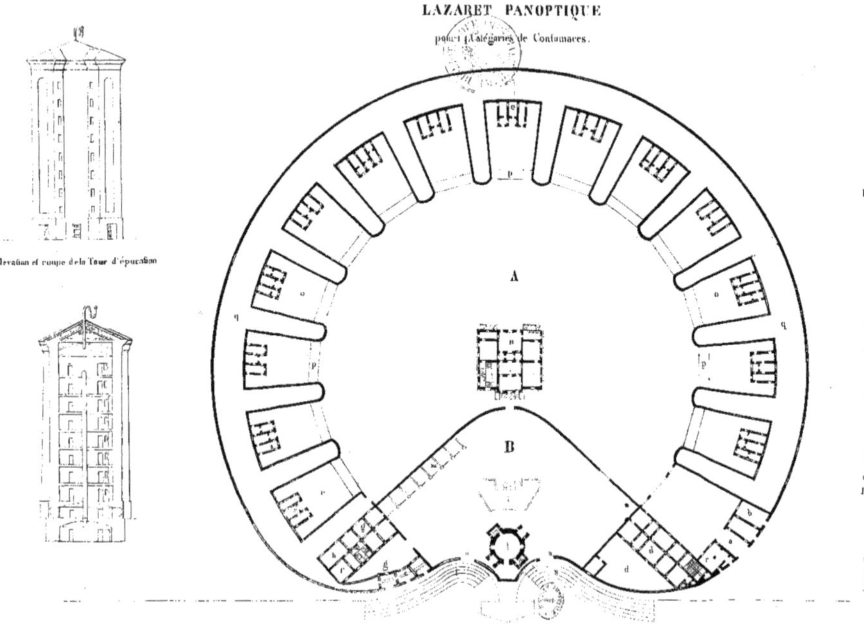

LAZARET PANOPTIQUE

pour 4 Catégories de Contumaces.

A

B

Plan Général

Élévation et coupe de la Tour d'épuration

Jean Poletti, Ingénieur del.

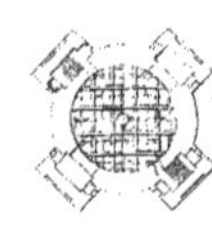

Plan de la Tour d'épuration

INDICATION.

a Porte de Terre
b Corps de Garde
c Portier
d Cour et Habitation des sous-employés en libre pratique
e Horloge des Bâtiments
f Chambres de déjuration pour lettres et[c]
g Cour et Habitation des sous-employés en contumace
h Chambre pour bains
i Rivière
k Tour de déjuration
m Hangard
n Edifice d'Administration
oo Habitations et cours des Contumaces
pp Horloge des cours de Contumaces
q Chemin de ronde dont le niveau est inférieur aux Cours
r Infirmerie
s Débarcadère en libre pratique
t Débarcadère en contumace
uu Porte de mer
A Cour rentrée en libre pratique
B Tour d'épuration

www.ingramcontent.com/pod-product-compliance
Ingram Content Group UK Ltd.
Pitfield, Milton Keynes, MK11 3LW, UK
UKHW031813170726
13836UKWH00003B/1372